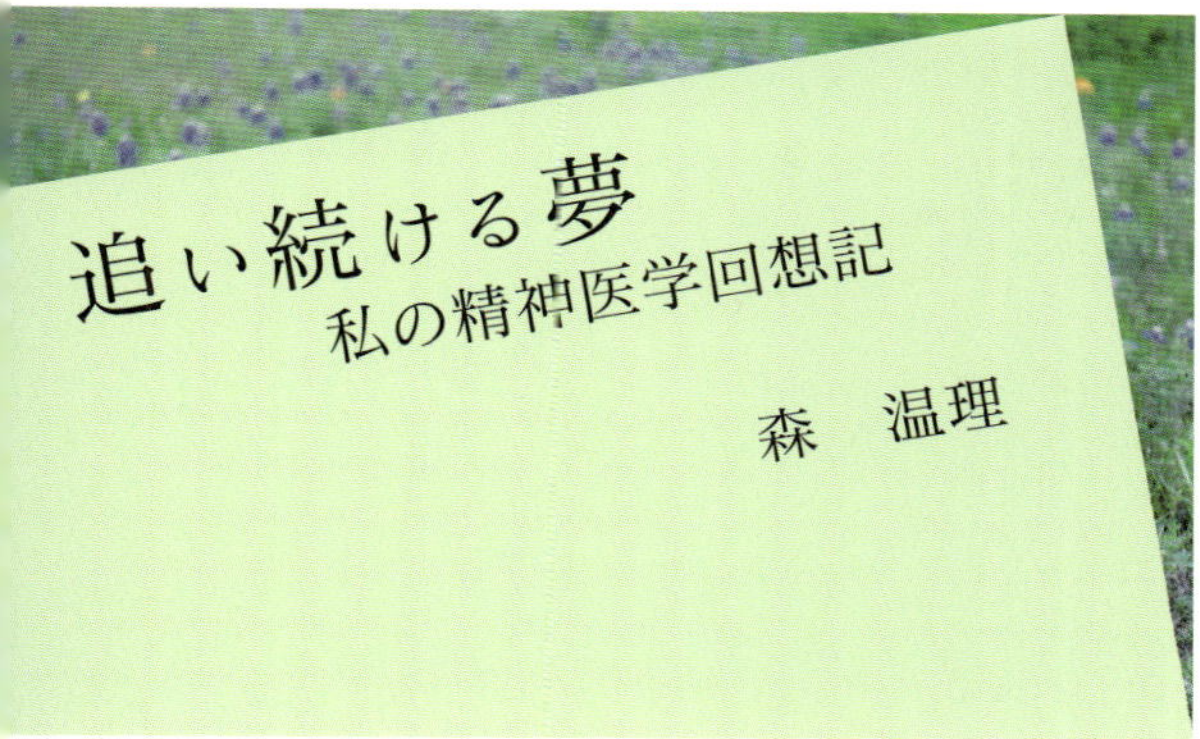

追い続ける夢
私の精神医学回想記

森　温理

医学出版社

ある夏の日の記憶

小学三年生の頃であったと思う。クラスの中でも特に小柄で、髪の毛の薄い頭ばかり目立つ子がいた。クラス仲間は、キューピーというニックネームをつけていた。その子は可愛かったが、きかん気で不思議な特技があった。歴代天皇の名を神武から始めて、昭和まですらすらと暗誦するのが得意であった。また、分厚い講談本のなかの一節をすっかり暗記していて、長々と語って聞かせるのである。何も知らない私たちは、驚異の目を見張った。担任の先生もこの特技を利用してか、時たま忙しい折などに、その子を教壇の上に立たせて一席喋らせ、その間に自分は成績表の採点などをやっていたようだった。

どうした理由か覚えていないが、おそらくお互いの家が近かったせ

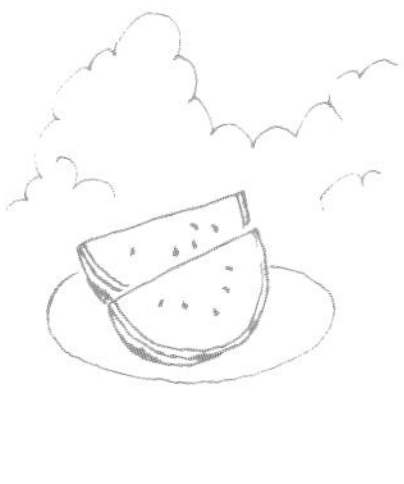

いもあって、私はその子の家に時々遊びに行くようになった。黒い塀と大きな樫の木のある立派な屋敷であった。赤いカンナの花が燃えるように咲いていた、ある暑い夏の日のことである。その子は突然恐ろしい叫び声をあげるとともに、庭に倒れてもがきだした。一緒に遊んでいた私は仰天した。家の中から姉さんらしい人が飛び出してきて、背中を叩いていたような記憶がある。その子は間もなく、ケロリとして私に話しかけてきた。私は二度びっくりした。今になって考えると、それはてんかんの発作であったらしい。その子はとうとう中学には入らなかった。入る前に亡くなってしまったからである。てんかんの発作のためであったかどうかは分からない。

それから長い歳月が流れて私は医師になり、どうした巡り合わせか、てんかんの研究にいそしんでいる。私にとって今は、てんかん発作も不思議なものではない。しかし、忙しい日々の診療に疲れて、部屋の一隅にぼんやりしていると、初めて発作を見たときの、あの夏の日の驚きが、いまでも恐ろしいほど鮮烈な印象を持って脳裏に浮かぶことがある。やはりこの日の記憶は、無意識のうちに、私のてんかん研究の原点になっていたのであろうか。

第5章　外国の旅から

第6章　私の患者さんたち

第7章　精神医学と共に歩んだ70年

ある夏の日の記憶

もくじ

第1章

昭和の記憶

青春の記録
父の書斎
新婚の頃
三四郎池

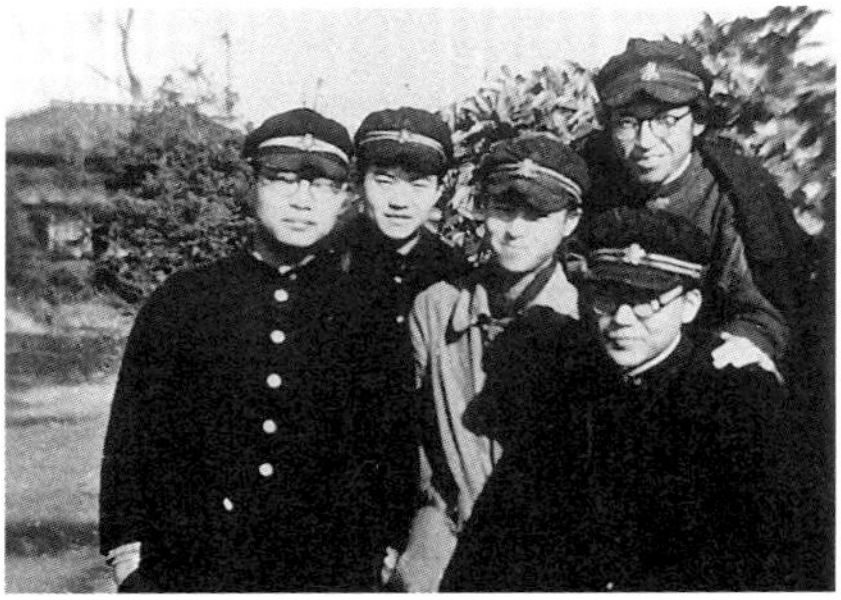
青春を語り合った級友たち（右前方が筆者）

青春の記録

私の昭和の記憶は青春の記録でもある。私は昭和十八年三月に旧制館林中学校を卒業して、一年浪人の後、十九年四月に東京慈恵会医科大学の予科に入学することができた。しかし、その頃は戦争も熾烈さを加えて、本土にも空襲が及んできていた。池上線の雪が谷大塚駅に近いところに下宿していたので、そこから久が原にある予科の校舎までは歩いて二十分位だったろうか。授業中にも空襲警報が鳴って、あわてて教室をとび出すことも何回かあった。教授の中に耳の遠い先生がおられて、空襲警報が鳴っていても、平然として授業を続けられるので困ったこともあった。正規の授業として教練の時間があって、これは校舎から校庭の向こうの端まで突撃の練習を繰り返すものだった。三八式歩兵銃や軽機関銃が重くてやりきれなかったことを覚えている。

こんな毎日の学校生活ではあったが、それでも夕暮れになると、校庭のポプラの木陰や多摩川べりで、友人たちと人生を論じ愛を語り合った。いま振り返ると、切迫する時局の中での束の間の悲しい、しかし澄んだ青春であった。友人たちは皆よく本を読んでいた。あるものは、勉強仕立てのキルケゴールの哲学を、またある友人はヘルマン・ヘッセの小説『車輪の下』について語ってくれた。当時の私の日記にロマン・ローラン、ジイド、リルケ、ヴァレリイ、デカルトなどの名が頻回にでてくるところをみると、その頃の予科の青年たちの読書傾向だったのかもしれない。

しかし、私にとって運命的な出会いは、ドイツの哲学者、フリードリッヒ・ニーチェ

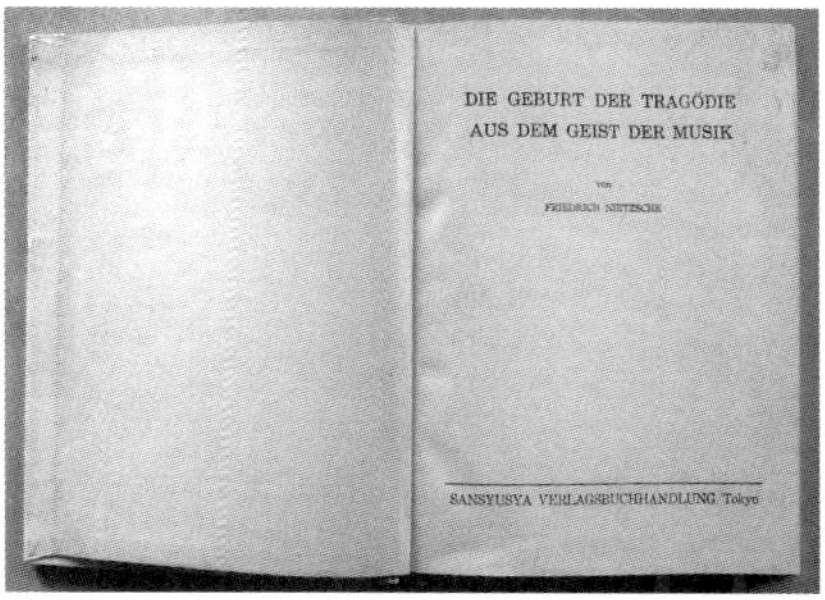

後年になって読んだ
「悲劇の誕生」の原著

の著書『音楽の精神からの悲劇の誕生』であった。どんなきっかけでこの本を知ったのか、またどこの出版社のものであったか、今では覚えていない。当時出版されていたニーチェの伝記『若きニーチェ』、『孤独なるニーチェ』の翻訳を読んだ記憶があるので、その辺りがニーチェとの出会いだったかもしれない。いずれにしても、この一冊の本は私を異常な興奮に巻き込んでしまった。ニーチェ二十七歳のときの処女作であるこの『悲劇の誕生』は、まさしくニーチェ自身にとって青春の情熱と陶酔の記念碑そのものであったのであろう。この本は、音楽家リヒャルト・ワグナーに献じられているが、当時ワグナーに傾倒していたニーチェは古代ギリシャ精神に近代的ルネッサンスの典型を見出し、古代ギリシャ人の生のあり方をアポロンの神に代表される明るい楽天的反面と、デュオニソス神に象徴される暗黒の厭世的な反面との対立から理解しようとしたものである。ともあれ、デュオニソス的生の哲学は、青春そのものの持つ悲劇性と、当時の暗い時代的背景とが重なって、私の心を魅了せずにはおかなかった。灰色の日々の中で、わずかにこの本によってワーグナーの音楽祭の華やかな舞台を夢み、古代ギリシャの演劇の世界に浸ることができたのである。

しかし、現実は何の容赦もなく私の夢を打ち砕いた。翌昭和二十年三月のある夜の空襲は、私の下宿の隣家までを猛火に包み込んだ。必死の消火作業を続けて、やっと延焼だけはまぬがれたが、翌日学校へ駆けつけてみると、もはや懐かしい予科の校舎の姿はなかった。同じ夜、無数の焼夷弾を浴びて灰燼《かいじん》に帰したのである。幸いその前日、われわれが大急ぎで防空壕に運び入れておいた顕微鏡だけは無事であった。

予科の校舎がなくなったので、私たち予科生はそれぞれ栃木県の真岡と益子にあるお寺に疎開し、その本堂に寝泊まりすることになった。ほんの身の回りの荷物の中に、私は『悲劇の誕生』を入れた。疎開先で空腹に悩まされながら、来る日も来る日も私たちは空しく青春を語り合った。いつか必ず訪れると思っていた死の予感に怯えながら……。『悲劇の誕生』はまさに私の青春そのものでもあったのである。

そのかたわら、時折東京から出張してくる予科の先生方が懐かしく、授業を受けるのが一番の楽しみであった。授業のない日には近郊の農家に手伝いに行くと、そこではおいしいお米のご飯をいただくことができた。男手が不足していたので、代わりに若い娘さんが農家の仕事を引き受けている家が多かった。

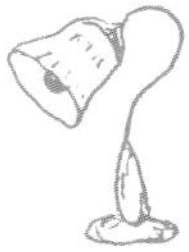

昭和二十年八月十五日、ついに終戦の日が来た。真っ青な空に白い雲の流れる暑い夏の日であった。その日の昼頃、私は疎開先のお寺から郷里の館林に帰ったが、駅の周りはしんとして、死んだように静まり返っていた。後になって考えると、どの家もあの終戦受諾の天皇陛下の玉音放送を聞いていたようであった。わが家に着くと、父が出てきてただ一言「終わったね」と言っただけだったが、不思議にこの言葉はその後もずーっと忘れることなく私の脳裏に焼き付いている。父はきっと万感の思いを込めて言ったのだと思う。その後、父は戦争のことは何も言わなくなった。

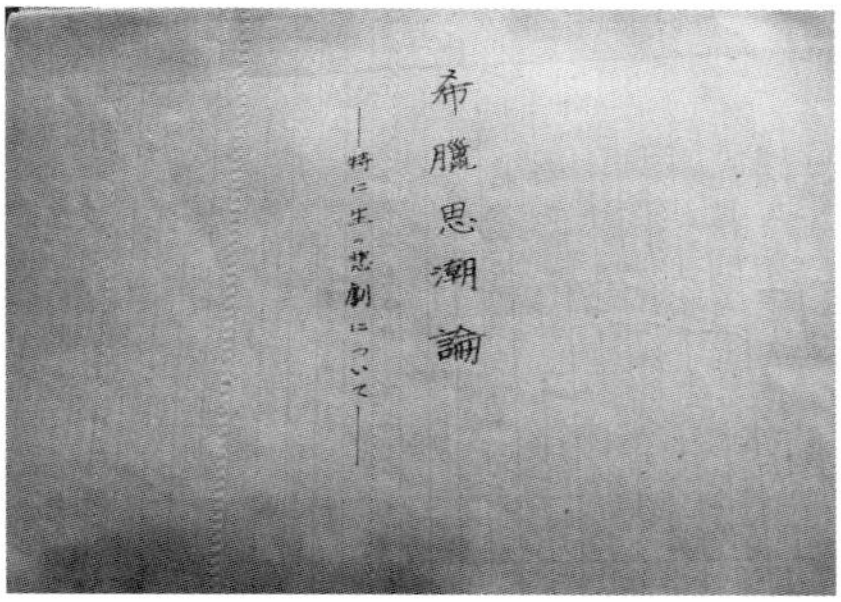

この裏面にニイチェへの献辞と、第20回生誕の記念の日に、と書いた

戦後の混乱の中、しばらくして目黒区の大橋にあった旧兵舎を利用した階段教室で予科の授業が再開され、最終学年（三年生）はそこで過ごした。通算して予科三年の間、私は日記「青春の記録」とニーチェに感化されて書いた「希臘《ギリシャ》思潮論—特に生の悲劇について—」、「アイスキュロス悲劇における運命の概念」、「ニイチェと希臘哲学」などの古代ギリシャの哲学や悲劇に関する小論文を粗末な大学ノートに細かい字で書き綴った。そのノートは今でも残っているが、予科の勉強のかたわら、これらを作ることによって、その時代、自分なりに精神の危機を切り抜けることができたように思っている。

†

昭和二十二年三月、無事に予科を卒業し、四月に学部（専門課程）に進学することができた。希望に満ちて医学の勉強が本格的に始まったのである。当時、一面焼け野原となった東京で、ポツンと残っていた慈恵医大の建物は新橋の駅からよく眺められた。東京には下宿する所を探すのは困難であったので、毎日、館林の実家から通学することになった。夕方授業が終わると、新橋駅から国鉄（東北本線）で久喜駅まで乗り、そこで東武線に乗り換えて館林まで帰った。車内はいつもぎっしりとすし詰め状態で、立ったままであった。ときには屋根のない無蓋車《むがいしゃ》に乗ったこともある。授業の方は、最終時限の課目まで出席していると帰りの電車時間に間に合わなくなるので、ときには止むを得

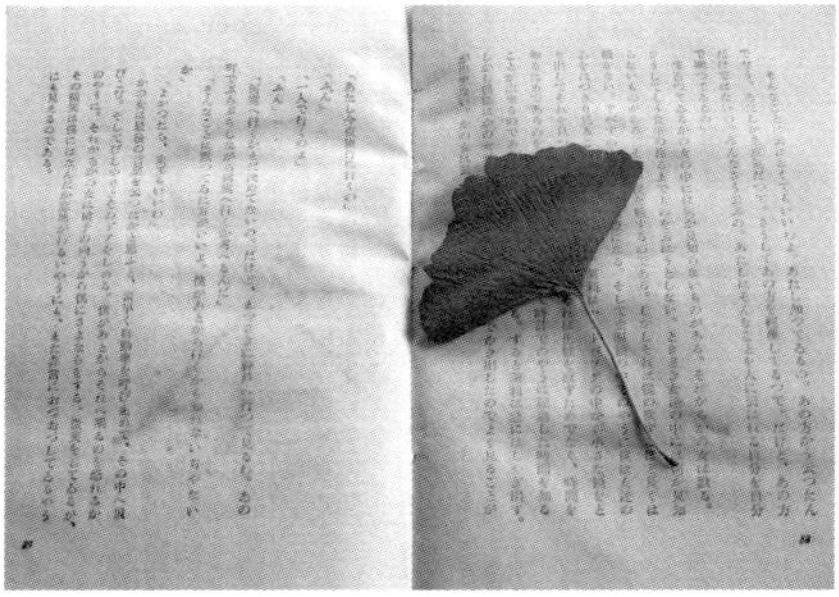
妹の挿《はさ》んだ銀杏の葉

ず友達に〝代返〟を頼んで欠席することもあった。このようなときは後で友達から講義のノートを借りて試験に備えた。

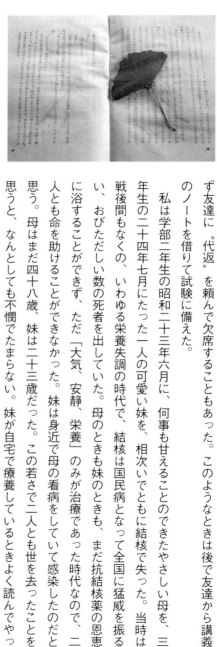

　私は学部二年生の昭和二十三年六月に、何事も甘えることのできたやさしい母を、三年生の二十四年七月にたった一人の可愛い妹を、相次いでともに結核で失った。当時は戦後間もなくの、いわゆる栄養失調の時代で、結核は国民病となって全国に猛威を振るい、おびただしい数の死者を出していた。母のときも妹のときも、まだ抗結核薬の恩恵に浴することができず、ただ「大気、安静、栄養」のみが治療であった時代なので、二人とも命を助けることができなかった。妹は身近で母の看病をしていて感染したのだと思う。母はまだ四十八歳、妹は二十三歳だった。この若さで二人とも世を去ったことを思うと、なんとしても不憫でたまらない。妹が自宅で療養しているときよく読んでやっていた堀辰雄全集の中の一冊『聖家族』の中に、いつ妹が挿《はさ》んだのか、銀杏の葉が今でもひっそりと残っている。母と妹の死によって女手を失って、わが家の雰囲気は一変し、暗く侘しい毎日が続いた。

　昭和二十六年三月、私は慈恵医大を卒業し、インターンを東大病院で開始したが、その年の十二月、私も結核に感染していることが分かり、インターン期間三ヵ月を残して静養することになった。幸い、私の頃には抗結核薬のストレプトマイシンやパスなどが使用できるようになっていたので、一命を取り止めることができた。実家での一年間の療養生活の後結核は良くなり、二十八年五月、以前から希望していた東大の精神科に同

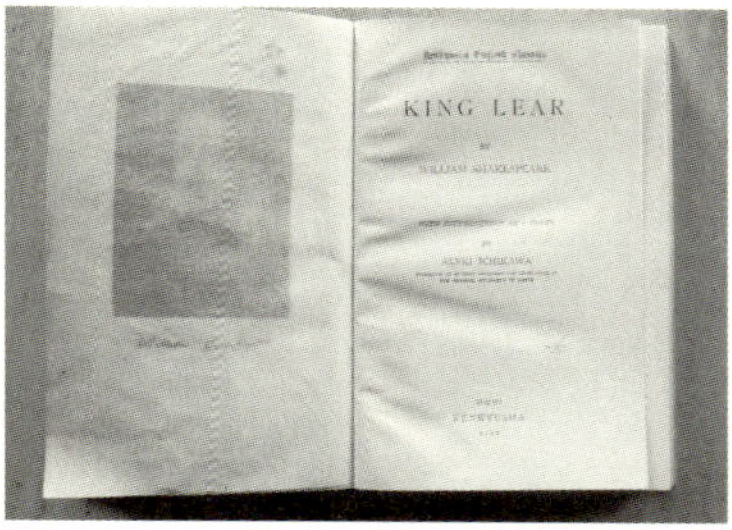

叢書中“キング・リア”編の見開き

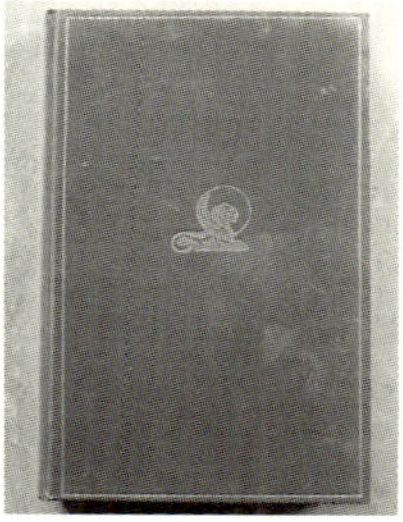

研究社英文學叢書

期の人たちから一年遅れて入局することができた。東大の赤門前の素人下宿に住み込み、当時まだ古き良き時代の面影が残る本郷界隈で精神科医としての一歩を踏み出すことができたのは、本当に夢のようであった。この本郷の街は、図らずも三年後、私が新婚生活のスタートを切る場所ともなった縁の地でもある。私はこの「昭和の記憶」の中で、いつかぜひ母のこと、妹のこと、そして父のことを、もっともっと書き残したいと思っている。

父の書斎

父は明治二十六年の生まれで、当時としては栃木県那須の片田舎からはまだ珍しかったと思われるが、東京渋谷にある青山学院英語師範科を卒業し、旧制中学校の英語の教師をしていた。その関係で父の書斎には、英文学の本や英語教育に関する本、また英語の辞書類が沢山あった。中学時代から慈恵医大入学後も、これらの本は私にとって宝物であった。とくに英文学に関するものが私の興味をかきたてた。

赤い表紙に金文字でタイトルの入っている『研究社英文學叢書』が、父の書棚に確か三十数冊くらい並んでいた。これは岡倉由三郎と市河三喜両氏の編集によるもので、大正十一年六月より発行されている。各巻には巻末に詳しい註が付いているが、原文の日本語訳は付いていないので、そのまま読むのは難しかった。それでも、その中の何冊かは懸命に読んで、感想を小論にまとめたりしていた。その中には、「マシウ・アアノル

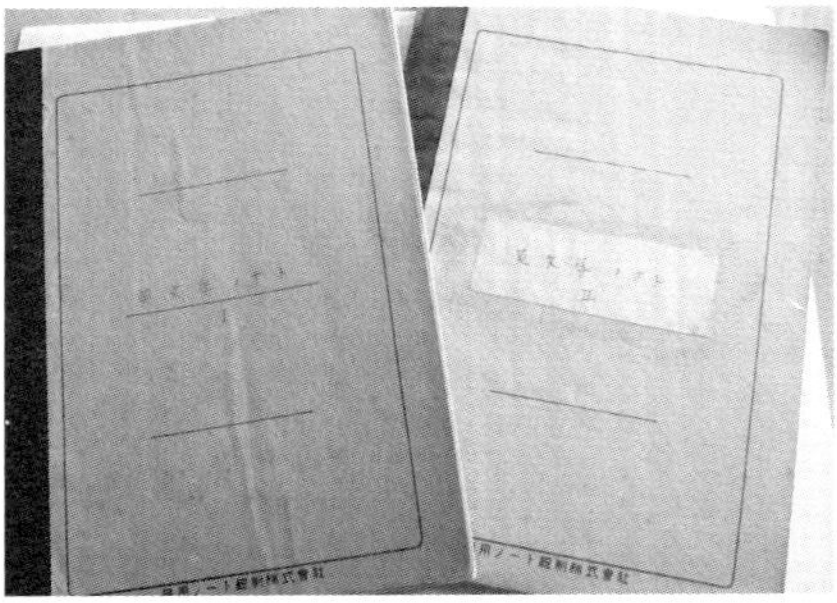
英文学ノート

ドの詩論に就いて」、「エドガア・ポオに関する覚書」などと題したものがある。また特に、シェイクスピアに関しては、四大悲劇を中心に読みふけったが、その中から「〝キング・リア〟における悲劇のリズムに就いて―ある魂の素描―」、「〝マクベス〟論」、「〝オセロ〟についての草案」などの小論文を書いた。これらは、その頃から授業を受けていた精神医学への興味からこれらの作品を分析してみて、未熟ながらシェイクスピア悲劇の心理的、精神医学的理解を試みたものである。八十歳になって娘に棄てられ、虐待され、宿るべき所もなく、荒野に出て暴風雨と闘う老いたリア王の狂乱、中年の夫婦が立身出世の野心にかられて殺人を共謀した〝マクベス〟にみられる幽霊と幻覚、新婚早々の夫婦間に起こったオセロ将軍の嫉妬妄想による妻の殺害など、現実にも起こりうる悲劇を通して、当時の知識なりに勉強になったと思っている。これらのシェイクスピアについての勉強にあたって役に立ったのは、父の書斎にあったシェイクスピアに関する三つの大書であった。それは以下のようなものである。一冊はブラッドリー著『シェイクスピア悲劇の研究』、坪内逍遥の序がついている。二冊目は斎藤勇著『シェイクスピア研究』、三冊目は《Cassell's Illustrated Shakespeare》で、これは英文なので読みずらかった。

この他にも英文学の本の中には、父が好んだオスカー・ワイルドのものがあった。ダンディなワイルドの幾つかの小品を収めた文庫版風の冊子で、有名な『ドリアングレイの肖像』も収められていた。私は慈恵医大予科の教養科目の卒業論文のテーマにワイルドの『深き淵より De Profunds』を取り上げた思い出がある。こんなものを卒業論文にする学生はあまりいなかっただろうが、それでも試験は無事にパスした。ワイルドはアイルランド出身の作家であるが、後年になって知った同じくアイルランド出身の作家ジェイムズ・ジョイスとともに私の好きな作家なのである。

†

父の書斎でもう一つの大きな目玉は夏目漱石全集であった。大正十三年六月から刊行された版で全十三冊である。その第一回配本は第十四巻で「初期の文章及び詩歌俳句」となっている。地紋に中国、周時代の石鼓文の拓本を使ったオレンジ色装丁の大判の全集は、一目で漱石のものだと分かる。父の本棚の中でも、ひときわ目立っていた。

「吾輩は猫である。名前はまだない。」で始まる文章は、当時中学生だった私にとって心ときめくものだった。全集中の日記、書簡や文学論、文学評論などを除いて、特に小説類は、中学時代から大学予科時代にかけてほとんど読んでいた。大学に入学して東京に出てきてからは、帰郷するたびに漱石を読んだ。とくに夏休みなどには、広い座敷に寝転んで涼しい風に吹かれながら、季節感を上手に取り入れた漱石の文章を感心しながら読んだ。その折の風のやさしい感触が今でも伝わってくるようだ。こんなとき、井戸水で冷やした西瓜を母が用意してくれていた。思い出すと、父は日直の折などに、まだ小さかった頃の私を自転亘に乗せて学校に連れて行ってくれた。私は日直室が珍しく、出たり入ったりして遊んでいたが、父は用事の合間に暇をみては漱石を読むのが楽しみであったらしい。

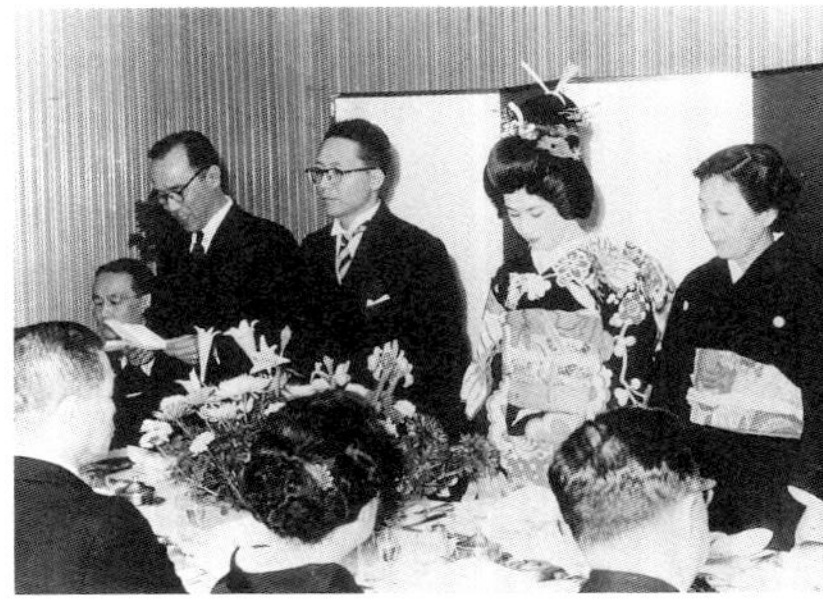
私たちの結婚式

漱石の作品では、『吾輩は猫である』のほか、『坊ちゃん』、『こころ』、『草枕』、『三四郎』、『虞美人草』、『夢十夜』などが心に残っているが、初期の頃の小品集である『倫敦塔』や『幻影の盾』、『薤露行』など英国留学の匂いのするものも好きである。漱石の小説は長く読みつがれているが、そこには明治の青春と大正期のアンニュイとがあり、これらは時代を越えて私たちの心をつかむのであろう。

ともあれ、父の書斎は私の教養時代を形作ってくれたものとして忘れられない場所なのである。

新婚の頃

私は昭和三十一年十一月九日、当時の恩師東京大学医学部精神医学教室の内村祐之教授のご媒酌で結婚式を挙げ、本郷西片町に新居を構えた。私が三十一歳、妻が間もなく二十二歳になるときであった。東大の赤門の前の路地を少し入ったところにあった素人下宿の、二階六畳一間が新居であった。当時の東京の住宅事情からすると、特別狭くておかしい訳ではなかったが、箪笥や本箱、食器戸棚など多少の家財道具を置くと、あとはやっと座卓を置いたり、布団を敷く程度のスペースしか残らなかった。確か、回り廊下を隔てて一間と、裏手にももう一間あって、いずれも二号さん風の女の人が住んでいた。こんな所で私たちは新婚のスタートを切ったのである。田舎の広い家に住んでいた妻の母親は、嫁入り道具を置くところがないね、と嘆いていたことを後から聞いた。

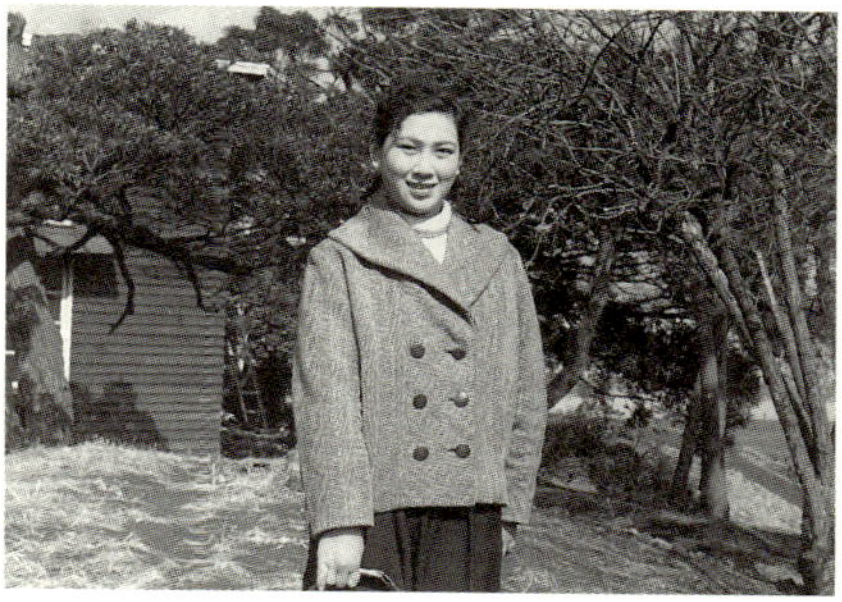
朝の見送り（東大構内）

その頃は、東大の研究生から東邦大学に講師として赴任して間もないときで、馴れない新任の地で毎日忙しく働いていた。一方、それまで東大でやっていた学位論文取得のための実験がまだ終わっていなかったので、ウィークデーには実験のためのまとまった時間が取れなかったこともあり、共同研究者の野口拓郎先生と相談して、しばらくは毎日曜日を使って実験を続けることにした。実験には猫を使ったが、準備に時間がかかるので、大抵は午前中から始めても夕方遅くになり、秋も深まってくると下宿に帰る頃にはもう真っ暗になっていた。このようなわけで、新婚当時は毎日曜日、東大の研究室で過ごしていたのである。

　私たちの下宿は赤門のすぐ目の前にあったので、東大に通う日の朝は、妻が赤門を入って三四郎池の付近まで見送りに来てくれた。見送りとは言っても、通称〝赤レンガ〟病棟にある精神科研究室まではもう目と鼻の先であった。その頃の三四郎池は樹木も鬱蒼《うっそう》としていて、朝の空気が清々しく、ひんやりとしていた。手入れは行き届いていなかったが、池には鯉がいて、何かの水鳥も泳いでいたように思う。私たちは朝の一刻を、池の周りを散歩して別れるのが習慣になっていた。散歩の後、妻は朝食の後片付けに家に帰り、私は実験の準備をしに研究室に向かった。

　こんな過去の過ぎ去った日の小さな情景が、いまだに小説の中の人物にでもなったような感じを伴って鮮やかに浮かんでくるのは、当時私たちがやっと手に入れることのできたカメラで撮った何枚かの三四郎池の写真が残っているせいかもしれない。地方から出てきて、東京の生活が初めてだった妻は、まだ近所に友達もなく、日曜ごとに私が留

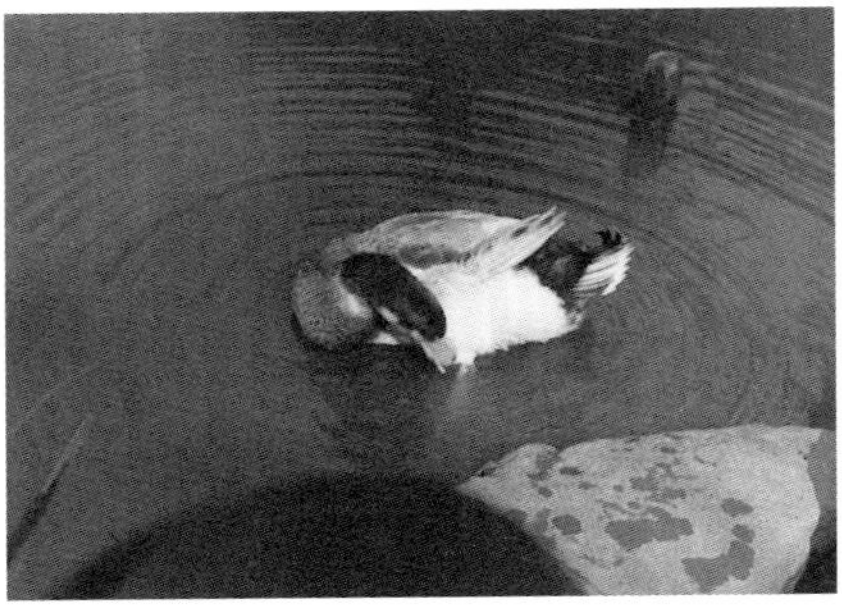
三四郎池の水鳥

守になるのは心細かったに違いない。時折都合で実験が中止になったときなどは、二人連れ立って都電に乗り、真っ直ぐに本郷から銀座に遊びに出掛けた。その頃は、私たちにとって銀座が最も親しく、楽しい街だったのである。

やがて、苦労した実験が終了し、学位論文も無事まとめることができた。論文中の横文字のところは、妻が馴れない手つきでタイプしてくれたが、それもこの本郷の新居での懐かしい一コマである。

三四郎池

夏目漱石の小説『三四郎』が、最近一〇六年ぶりに朝日新聞紙上に再連載された。小説の最初のところで、三四郎とヒロイン里見美禰子が初めて出会う場面（三四郎池）があるが、そのときの池の描写に「対岸から生い被さりそうに高く池の面に枝を伸ばした古木」とか、「向こうの青い木立の間からみえる赤い建物と崖の高い割に、水の落ちた池」などとあるが、鬱蒼とした緑に囲まれた静かな池の感じは今も同じようだ。私が新婚の頃、妻と通った池の面影もきっとそうだったに違いない。ある朝、妻が池の水際の近くまで降りて行って撮った水鳥の写真が、一枚アルバムに残っている。写真の裏に「わが家のカメラで撮る」と妻の字で嬉しそうに記されている。カメラは当時まだ大切なものだったのである。

第2章

勉学と診療の軌跡

東京大学時代

てんかんの研究

昭和二十八年、東大精神科教室の研究生として、内村祐之教授ご指導の下で精神科医として第一歩を踏み出したとき、最初に手掛けたのは、てんかんの臨床的、実験的研究であった。私が入局した頃の東大の精神科外来には、小児から成人にいたるまで多数のてんかんの患者さんが受診しており、おそらく全国屈指のてんかん外来であったと思う。当時わが国では、戦後勃興した新しいてんかんの分類に基づいた、多数例についての確実なてんかんの臨床統計がなく、てんかんの症候学やてんかんの臨床全貌を把握するのに困難を感じていた。そこで私たちは、昭和二十四年以来通院治療を受けている五三五例を対象に、てんかんの発作型や前兆、発病年齢、外的原因、遺伝などの項目について精密に調査を行った。いま考えてみると、時代を反映してか、てんかんの外的原因として出産障害、疫痢、頭部外傷、脳髄膜炎、日本脳炎などが多くみられた。この仕事は、戦後比較的早期のまとまった統計であったためか、その後我が国の研究者によって

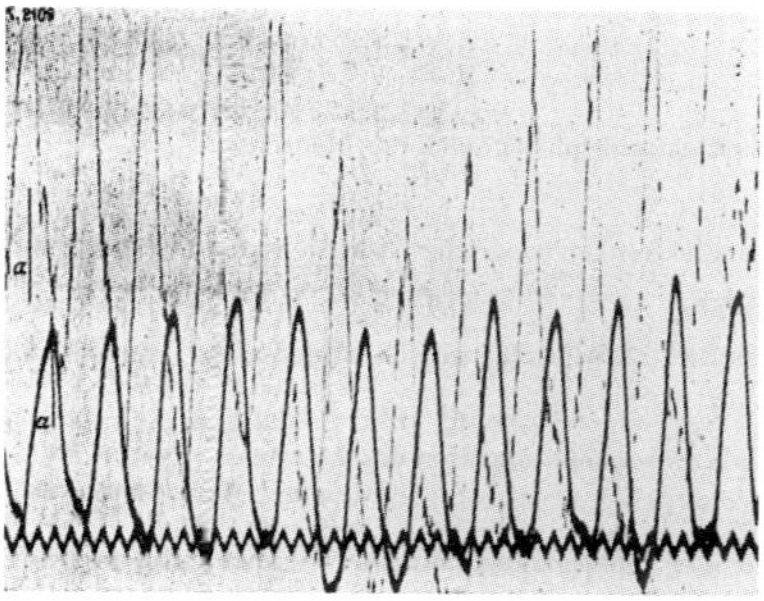

H. ベルガーによって初めて記録された
てんかん（欠神発作）の脳波

しばしば引用された。

この統計を作成している頃に私は、突然がたんと脱力したように転倒し、膝をついたり、手をついたり、ときには尻餅をついたりする発作が出現し、そのため顔面、膝などに生傷の絶えない小児のてんかん例を経験した。この発作は、米国の著名なてんかん学者W・レンノックスが小発作三型として記載したうちの一つ、無動性（失立）発作であることを知った。半年から五年にわたって観察し得た三十五例を基に、純粋な小発作（短時間の意識消失のみ）四十五例と対比し、この発作は小発作三型として取扱うよりも、一つの症候群として小児に好発するてんかんの一型とみなすべきであると考えた。

その後この発作は、フランスのH・ガストーによりさらに詳細に研究され、年齢依存性てんかんであるレンノックス・ガストー症候群の中の主要な発作型であるとされたが、当時の私の考えがあながち見当違いではなかったことに満足している。

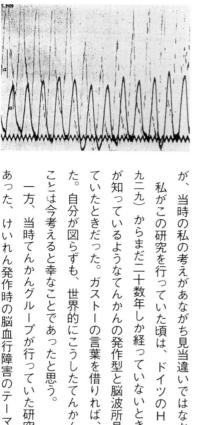

私がこの研究を行っていた頃は、ドイツのH・ベルガーによる人間の脳波の発見（一九二九）からまだ二十数年しか経っていないときで、脳波の発見によって、今日私たちが知っているようなてんかんの発作型と脳波所見との密接な関係が次々と明らかにされていたときだった。ガストーの言葉を借りれば、まさにてんかん研究の黄金時代であった。自分が図らずも、世界的にこうしたてんかん研究の高揚した雰囲気の中にいられたことは今考えると幸なことであったと思う。

一方、当時てんかんグループが行っていた研究の一つに、内村教授のライフワークであった、けいれん発作時の脳血行障害のテーマがあり、それを発展すべく動物実験を

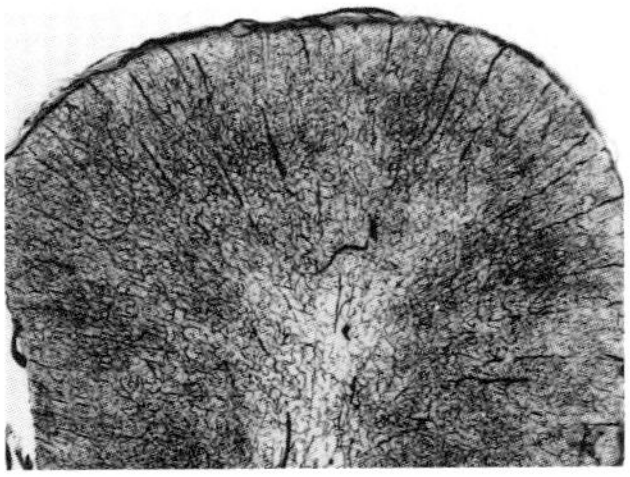

正常な脳血流
（ベンチジン染色）

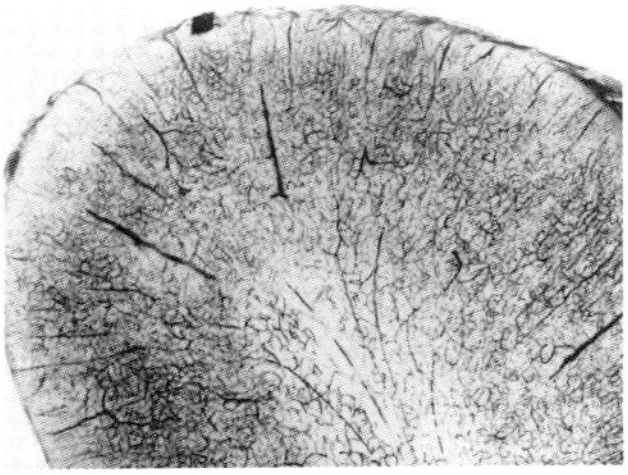

同じくけいれん時の脳血流
（断血性変化がみられる）

行っていた。私はてんかんの臨床的研究のかたわら、同僚の野口拓郎先生と協同でこの実験に取り組んだ。てんかんの全身けいれん発作の際にみられる、脳の血行障害に関しては、以前から臨床的、実験的に問題にされ、脳血管の攣縮がけいれん発作の一次的原因か否かについて議論があった。歴史的には、内村教授の、てんかん患者の脳のアンモン角にみられる萎縮性病変（硬化）に関する仕事（一九二八）、アンモン角硬化の原因としてのスピールマイヤーの「脳血管攣縮説」、ショルツの「実験的けいれん時の脳血行障害に関する研究」などが、私たちの仕事の背景にあった。私たちは臨床的けいれんと脳血行障害との対比のほかに、脳の興奮をより直接的に表現する脳波を指標として、この問題を新しい角度から検討することにしたのである。ペンタゾール、あるいはストリヒニンというけいれん惹起物質を用いて、動物に全身けいれんないし局所けいれんを起こさせ、その折の脳の血行状態を観察した。その結果、いずれの方法によっても、脳に血行障害が発生する以前に脳波上にけいれん波（スパイク）が出現していること、明瞭な全身けいれんの時期には血行障害も脳の広い領域にわたり明瞭に出現していること、脳波上のスパイクが脳の深部にまで波及すると、明瞭な血行障害がみられること、などを明らかにした。

この成果は私の学位論文（一九五七）となり、協同研究者との連名で雑誌 Epilepsia の創刊号に掲載された。また内村教授の還暦記念論文集にも収録されている。

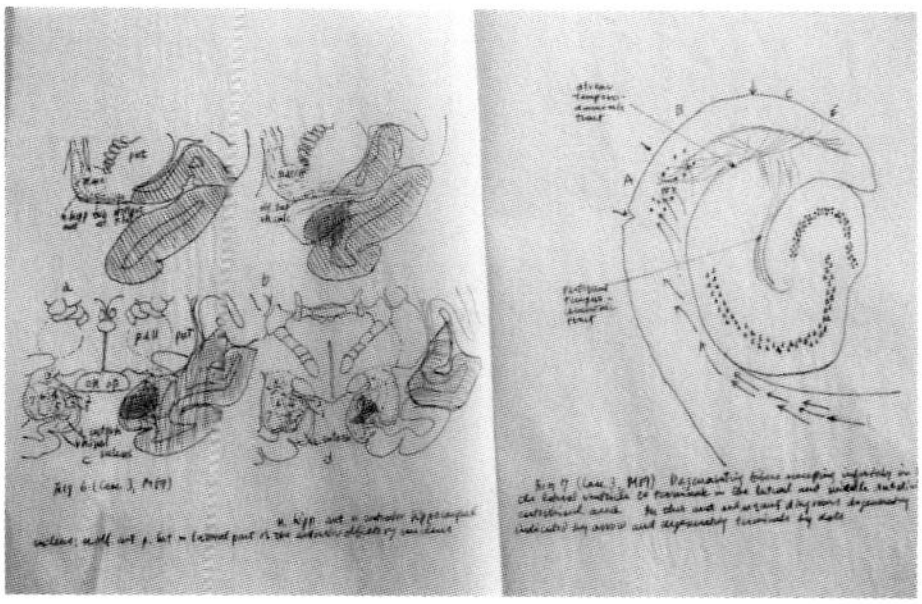

海馬付近の脳解剖図

神経学

精神医学とは切っても切れない関係にある神経学（しばしば歴史的に精神神経学と呼ばれてきた）に関しては、東大の教室では脳研究を中心とした神経学的研究が盛んであり、神経疾患に興味を持っている先輩の先生も多くおられ、パーキンソン病や脳の脱髄疾患など種々の脳変性疾患を診る機会に恵まれたのは貴重な経験であった。内村教授の定年直前の最終回診の折の新患紹介（昭和三十三年三月、これは私がすでに東邦大学へ転出した後であったが列席した）が、ウィルソン病の女性患者さんであったことにも表れている。間脳疾患の宿題報告もされたことのある先生は、「僕の最後の患者さんはウィルソン病かね」と感慨深そうにおっしゃったことを覚えている。これらの器質性脳疾患患者がしめす精神症状は、精神医学を志す者には大変勉強になったのである。

私は神経学の勉強のために、東大医学部付属の脳研究所の神経解剖部門（当時主任として草間敏夫教授がおられた）に通い、脳の標本を見せていただいて必要部位を手書きで図に画いてきた。これは三冊のノートになったが、この中には当時盛んになってきたてんかんの精神運動発作に関連する脳部位（辺縁系、嗅脳、海馬、扁桃核）の図もある。このノートは、その後臨床に出て実際の患者さんの症状を理解する上でずいぶん役に立った。

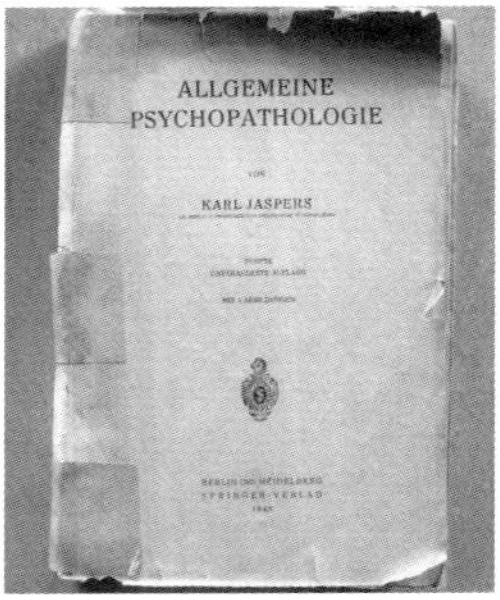

私の読んだヤスパースの本

ヤスパースの本のこと

東大時代を思い出す度にいつも私の脳裏に去来するのは、ドイツの高名な精神科医で、のち哲学に転じたK・ヤスパースの本のことである。というのも、私が入局を希望して東大精神科に行った時（他にも何人か希望者がいた）の入局試験で、ヤスパースの著書『精神病理学総論』の原文（ドイツ語）の一節を読まされたのが原因かもしれない。この本の第五版は一九四八年に出版されているが、わが国では内村祐之教授を中心に翻訳がなされ、ちょうど私が入局試験を受けた翌昭和二十八年（一九五三）に刊行されている。ちなみに、この本の初版はこれよりも遅れて一九七一年に西丸四方先生によって『精神病理学原論』のタイトルで訳されている。初版の出版は一九一三年であるので、今年で一〇三年目にあたることになる。

ヤスパースは、『精神病理学原論』の序の中で、「われわれは精神病理学を学ぶのではなく……精神病理学的に考えることを学ばなくてはならない」と述べている。この本の第一章の病的精神生活の主観的現象（すなわち現象学）と、第三章の精神生活の了解的関連、第四章の因果的関連（了解心理学と説明心理学）とがもっとも知られているが、このあとの二つは新人の時代、患者さんを診るときいつも頭に思い浮かべたものである。とくに、最重要な精神疾患であった統合失調症（当時の精神分裂病）を診断するときの作法のようなものであった。このような精神病理学的に考えることをおろそかにすると、今日よく見受けるような精神疾患の診断と理解に混乱をもたらす一因になるの

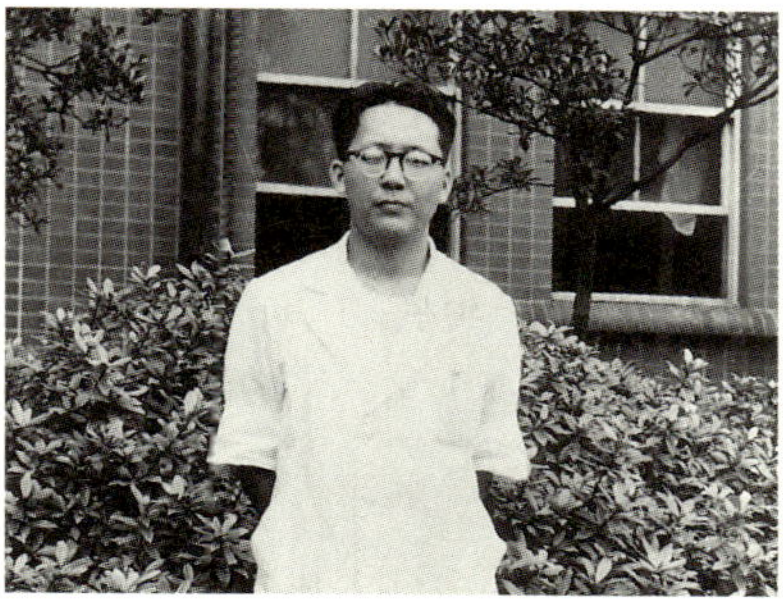

東大時代の筆者
（赤レンガ病棟の前で）

ではないかと思っている。

東大での生活

振り返ってみると、東大精神科での約四年間は、長い精神科医の生活の中でも米国留学の二年間とともに、一番鮮やかに心に残っている。やはり若く希望に満ちていた時代だったせいであろうか。われながら燃焼し尽くしたという気持ちがある。

当時新人の私たちは、外来で電気けいれん療法を受け持ち、梅毒による進行麻痺の患者さんの腰椎穿刺をして、脳脊髄液（リコール）の検査をすることに明け暮れていた。電気けいれん療法を嫌がって治療室から飛び出す患者を追いかけるために、外来では皆白い運動靴を履いていた。精神科外来前の広場を隔てて向かい側にあった脳神経外科病棟の方にまで患者さんを探しに行ったこともあった。

それでも夕方近くなってようやく一日の診療が終わると、競い合うように〝赤レンガ病棟〟の研究室の窓の灯が、夜遅くまで点いていたのを思い出す。自分が早く帰宅すれば、それだけ同僚から研究の遅れをとるといった危機感があったのであろう。

東邦大学時代

脳波研究事始め

東邦大学時代は二年間の米国留学をはさんで、講師、助教授、教授と約二十二年間にわたる最も長い大学生活の時期であった。この時期は東大からの引継ぎで、てんかんの診療と脳波の研究を行っていた。とくに東邦大学附属大森病院に中央検査部が発足し、その中の脳波検査室の室長を兼務するようになってからは、臨床脳波に関する仕事が増加した。検査技師養成のほか、精神科以外にも、小児科、内科、脳神経外科などからの脳波検査依頼が次第に多くなってくるにつれ、関連各科で脳波の判読ができる医師を教育する必要に迫られることになり、そのお手伝いもした。当時平均して年間二、五〇〇例前後の脳波が記録されていた。

脳波記録が蓄積されるにつれて、中央検査部脳波室としての基礎資料を整えておく必要があると考え、折々に年齢別、診療科別、疾患別、さらに正常・異常などの所見を統計資料としてまとめ発表してきた。そのうち脳波室発足十年目に行った約二四、〇〇〇

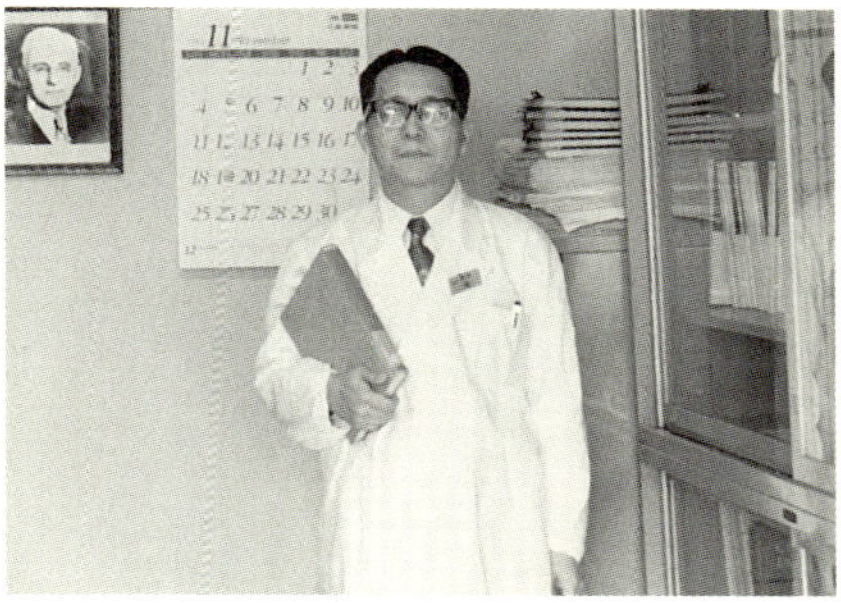

脳波検査室における筆者
（壁にレンノックスの写真が掲げられている）

例についての統計が最も大きな資料であるが、その中で精神科からの症例が三八％を占めていた。また別に精神科で記録した脳波統計として、二十年間の約一二、〇〇〇例について同じく疾患別、正常、異常の出現率などを検討したが、これらの資料は日常診療の上で大いに役立った。

一方、昭和四十年代初め頃から精神科教室の脳波グループの諸君とポリグラフを用いて、終夜睡眠脳波（ＰＳＧ）の研究を行っていた。丁度、レヒトシャッフェンとカーレスによる睡眠脳波の段階づけの判定基準マニュアルが発表されたとき（一九六八）であったので、これを用いて当時次々と開発されてくる新しい睡眠薬が人の終夜睡眠に及ぼす作用の相違などを検討し、臨床への応用を試みた。その中で、〝東邦発〟の睡眠薬を基礎、臨床の各科との協同研究で世に出したのは懐かしい思い出である。また、精神科に入院してくるクロイツヘルト・ヤコブ病や亜急性硬化性全脳炎など、脳疾患の終夜睡眠脳波を記録したのも貴重な機会であった。私はその後、東邦から慈恵時代にかけて睡眠研究も生涯のテーマとしたが、その端緒はこれら東邦での臨床経験にあった。

向精神薬療法の黎明期に

私が東邦大学に赴任した一九五六年頃は丁度わが国の精神科薬物療法の幕開けの時代であって、クロルプロマジンをはじめとする抗精神病薬の発見（一九五二）に続いて、一九五七年にはイミプラミン、さらに続いてアミトリプチリンなどの三環系抗うつ薬が出現し、それまでの電気けいれん療法や持続睡眠療法に代わって、うつ病治療の主役となった。

私はこの時期以来、多くの抗うつ薬の臨床試験（治験）を積極的に行うとともに、うつ病がてんかんとともに私の研究や診療の中心になった。一九六〇年代の終わりから一九七〇代にかけての東邦大学でのこれらの仕事は、後に慈恵医大に移ってからも引き続き発展させることができ、私のライフワークの一つとなったものである。

振り返ってみると当時はまた、すでに第二世代の抗うつ薬の抬頭、うつ病自体の構造の変化、症状評価尺度の進歩、スイスのキールホルツら（一九六八）による抗うつ薬の標的症状の整理、さらにテレンバッハ（一九六一）によるうつ病発症の状況因の提唱など、新しい動きの見られたときであった。

私自身が主治医として三環系抗うつ薬と第二世代抗うつ薬で治療した外来のうつ病一七〇例（二八四病相）に対する治療効果は、有効六九％、無効または不確実三一％であった。抗うつ薬が普及するにつれ、薬物抵抗性の難治例の存在が気付かれるようになったが、文献上でも薬物療法、精神療法、電気けいれん療法などを含む種々の療法を行っても、うつ病の一〇~二八％は難治といわれていた。私はこれらの症例をもとに難治性うつ病の対策についてまとめたが、これはその後ＳＳＲ１やＳＮＲ１などと呼ばれる新しい抗うつ薬の出現をみた現在でも重要な課題となっている。

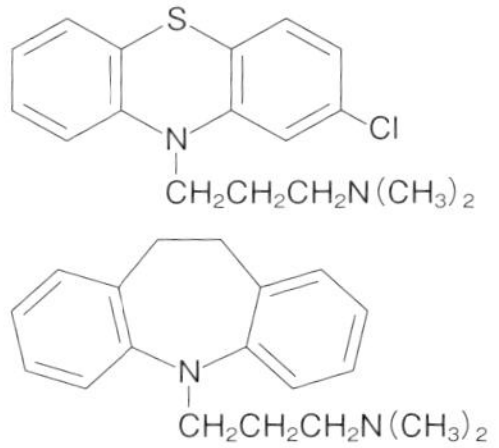

クロルプロマジン（上）と
イミプラミン（下）の化学構造式

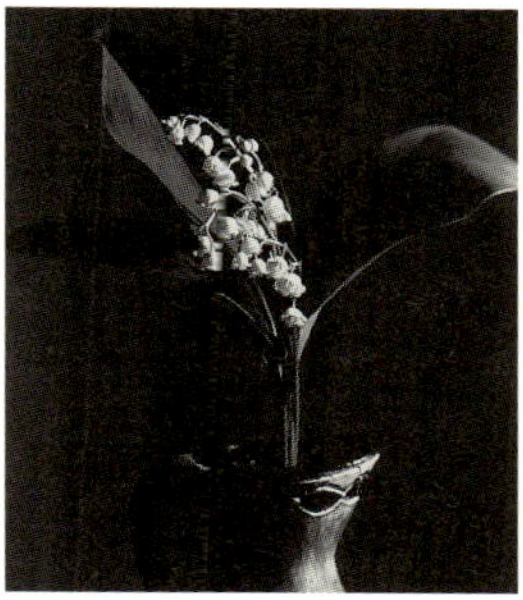

一輪挿しに飾られたスズラン

想い出の十三病棟

東邦大学病院の本館から道路を隔てた反対側に木造の病棟が建っていた。十一、十二、十三病棟と呼んでいたが、十一病棟（二十二床）、十二病棟（二十四床）は精神科の病棟でそれぞれ男子患者、女子患者が入院しており、医局関連の部屋などもあった。十三病棟は私が東邦大学に赴任する一年前に完成したもので四十八床あった。十三病棟には持続睡眠療法を行う、うつ病の患者さんが入院していたが、また多くの神経疾患の患者さんも入院していて、他科の医師も出入りする混合病棟であった。この建物の二階の隅に私の部屋があった。この病棟の婦長さんは和服の似合いそうな美しい人で、時折、私の机の上の一輪挿しに季節の花を飾ってくれた。

私はここで多くの神経疾患の患者さんを診ることができた。東大精神科にいた時も神経疾患を診る機会があったが、引き続きこのような患者さんを診られる機会に恵まれたのは有難いことであった。当時はまだ神経疾患も精神科の医師が診ることの多い時代であったのである。しかし、そろそろ内科を主体として神経疾患に興味を持つ若い医師が出現し、これらの俊秀たちが留学からぞくぞくと帰国すると、例えば米国のように神経学を独立させる気運が高まってきていた頃でもあった。

私が十三病棟で診た患者さんのうち、今でも強く印象に残っている人たちがいる。最初の例は肝脳疾患の一つであるウィルソン病と、当時は家族性黒内障性白痴と呼ばれていた脳脂質症による脳疾患の例で、いずれも二十代の若い女性であった。教科書や参考

書や手に入る文献と首っ引きで治療法を探したが、ウィルソン病に対する銅排泄の手段くらいで、これといった治療法がないままであった。精神疾患では統合失調症（当時は精神分裂病）や躁うつ病に対する薬物が出現してきて、新しい治療への希望が芽生えていたのにくらべ、神経疾患ではまだ治療法のないものが多かった。これらの患者さんは結局亡くなり、脳の剖検をさせていただくことができたが、当時の私には貴重だが辛い経験であった。

筋委縮性側索硬化症という病気も呼吸筋の麻痺によって死に至る疾患であるが、この病棟で一例の中年女性の患者さんといろいろ話したことを覚えている。わずかの癒しの時間だったが、少しずつ衰弱していく患者さんの姿を見ると無力感に苛《さいな》まれた。その患者さんの萎縮した舌や手掌の写真が今も私のアルバムに残っている。

当時、自動車による交通事故が多かったが、事故による重篤な頭部外傷後遺症の患者さんも入院してきた。意欲の低下と衝動コントロールがきかない、いわゆる前頭葉症状群を呈していた。まだＣＴやＭＲＩなど画像検査法はなく、腰椎穿刺で脳室内に空気を注入する気脳撮影法が行われていたが、私はそれに断層撮影を応用して少しでもより詳細に障害部位を調べられるように試みた。これらの例では前頭葉基底面の損傷が目立っていた。

この病棟の一室に認知症の患者さんが長く入院していた。確か、病院職員の関係者であったが、当時の病名では「老人痴呆」と診断されていた。今でいうアルツハイマー型認知症であったと思われる。七十歳半ばを過ぎていて（その頃はまだこの年齢の病人は少なかった）、無言のままおだやかな表情でベッドに横になっていた。詳しいことは覚えていないが、教科書記載通りの状態にハッとしたものである。

十三病棟はその後、病院ストのあおりを食って閉鎖されることになった。私が受け持ってからわずか四年間の短い期間であったが、ここで精神科医にとっても大切な神経学の知識を得ることができたことに感謝している。それにしても、半世紀以上も前に自分が情熱を燃やしたこの病棟が、果てない夢のように今でも眼前に浮かんでくるのはなぜなのであろうか。

東京慈恵会医科大学時代

ライフワークとしてのうつ病

慈恵医大時代は教室の運営と対外的活動（各種学会や審議会など）に忙殺され、自分

慈恵医大のエンブレム

自身の仕事は思うように出来なかったが、東邦時代に引き続きうつ病（躁うつ病）が診察の中心となり、同時に新しく開発された抗うつ薬の臨床試験など、精神薬理学的研究を精力的に行った。この時代のうつ病治療は抗うつ薬の服用と十分な休息、および発症のきっかけとなった状況因の理解を中心とした支持的精神療法であったが、その多くの患者さんは比較的よく回復した。几帳面で責任感が強く他者配慮的な、いわゆるメランコリー親和型性格ないし執着性格を持つ中年の内因性うつ病が多かったせいと思われる。この頃の抗うつ薬はまだ三環系抗うつ薬（第一世代抗うつ薬）とその副作用面を改善した第二世代といわれた非三環系の薬物が抬頭してきた時期であった。

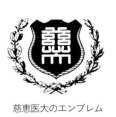

しかし、慈恵時代の後半になると、以前から少しずつ指摘されていた難治性あるいは遷延性と呼ばれる症例が目立つようになってきた。この時期はちょうど高度経済成長期（バブル期）にあたり、職場での過重なストレスが前述のような性格傾向を持った人たちにとって負担となり、回復をさまたげる要因となっていたと思われる。精神科病棟にこうした患者さんが長期入院する傾向が出てきて、ベッドの回転率を悪くし、在院期間の長期化を来たす一因となっていた。

そこで私の慈恵医大赴任後の昭和五十四年から六十二年までの九年間に入院したうつ病三一一例について、遺伝負因、病前性格、状況因子、社会的背景、既往症、主訴、入院期間、経過、治療成績などについて調査を行った。その結果、入院期間の漸次延長、完全寛解率の上昇と、一方では症状不安定化（遷延例や病相頻発例）の増加がみられた。そのうち治療成績については寛解四八％、不完全寛解二二％であったなど、前記の

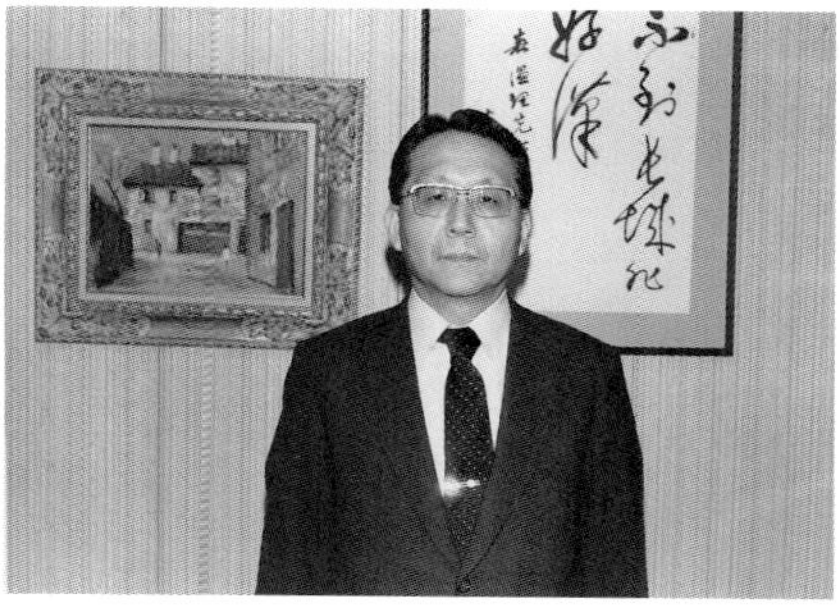

慈恵医大時代の筆者（教授室にて）

傾向を確かめることができた。なお治療の主役として、新しい世代の抗うつ薬やリチウムの占める割合が高くなっていることも分かった。

私が赴任した当時すでにリチウムが外来、病棟で使用されていたのでうつ病（躁うつ病）に対するリチウムの予防効果について調べた。昭和五十四年十月、十一月の時点でのリチウム使用者九六例のうち、一年以上服用している例について予防効果は八四％で、躁うつ両病相とも再発回数の減少、病相期間の短縮、間けつ期の延長などがみられた。さらにそれ以前にリチウム療法を受けていた一九九例についての教室の研究をみると、二年以上服用した例の予防効果は再発なし一五％、再発重症度の減少六〇％で、合わせて七六％であった。

リチウムは現在でも躁うつ病に対するファーストチョイスとして使用されている。

森田療法と私

森田療法と私との出会いは慈恵医大の学生時代に遡《さかのぼ》るが、当時の高良武久教授から森田療法についての講義を受けたのが最初のきっかけであったように思う。その頃、大学の図書館で『森田名誉教授追悼論文集』を読んだ記憶がある。というのは、詳しいことは覚えていないが、その中の興味を惹かれた箇所を書き写したノートが今でも手元に残っているからである。この論文集は昭和十三年に刊行されたようなので、私が見たのは約十年後ということになる。森田正馬先生のことと森田療法とが不思議に大きな印象

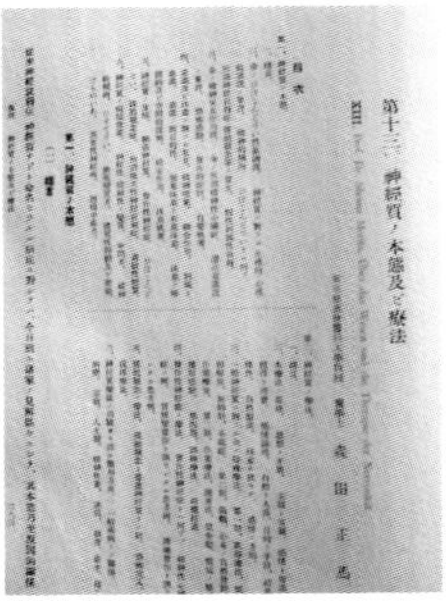
第十三 神經質ノ本態及ビ療法
森田正馬

森田正馬先生の学位請求論文
（大正11年1月）

となって私の心に残ったのはそれからである。その後しばらくして、神田の古本屋で森田先生の著書『神経質及び神経衰弱の療法』を見つけて購入した。この本は、私が読んだはじめての先生の著書であるが、当時はこの本が先生の数ある著書の中でどんな位置を占めるのかなど全く知らなかった。ただその中に出てくるさまざまな症例が見事に治ってゆく姿と、それについての先生の明快な解説は、読んでいて誠に心地よいものであった。

慈恵医大を卒業してから、私は脳の解剖学的研究に心惹かれて、しばらく東大精神科で学んだ。しかし、森田療法のことはいつも心のどこかにあった。その頃のことであるが、東大の精神科病棟の物置（資料室）の片隅に積まれてあった『呉教授在職二十五年記念論文集』という分厚い本を見つけ、パラパラと頁をめくっていると、その中に偶然森田先生の論文を発見し、非常な驚きと感動を覚えたことを思い出す。精神科医になりたての私は、森田先生が呉秀三教授の門下であったことを知らなかった。その時に見た文語体の論文『神経質ノ本態及ビ療法』が実は先生の学位請求論文であり、この論文こそが森田療法の誕生を告げる金字塔であったことも、ずっと後になってはじめて知った。

その後東大、東邦と生物学的精神医学を学んだ私は、つい森田療法の本格的な勉強から離れたまま、いつの間にか月日が経ってしまったという感が深い。それだけに、昭和五十四年に母校に戻り、あらためて森田療法をじっくりと勉強する機会に恵まれたことは、いま振り返ってみて大変幸せであったと思う。その当時、慈恵医大第三病院の敷地

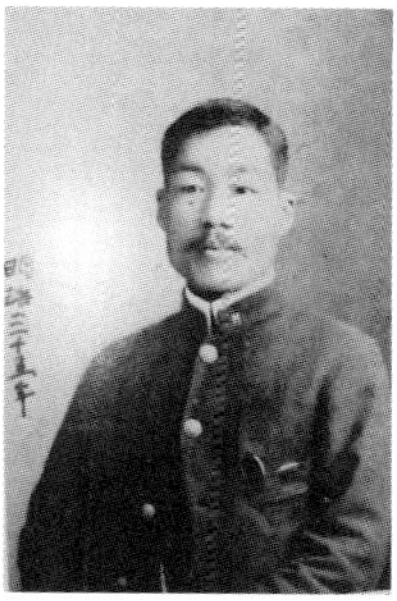
若き日の森田正馬先生

内に大学病院としては初めての森田療法の専門施設が出来ており、神経質患者の入院療法と研究とが活発に行われていた。私の森田療法についての実際の知識は、専《もっぱ》らこの施設（森田療法室、後に改築されて森田療法棟となる。現在は森田療法センター）において得られたものである。

この施設の中での主な研究として、感覚遮断や生体リズムの観点からみた森田療法絶対臥褥期の研究、森田の神経質分類と国際診断、森田療法における治療構造、治療プロセスと新しい治癒判定基準の導入、神経症の多様化と森田療法適応の拡大、とくに思春期例に対する技法の検討、研究の基礎データとして退院例の追跡調査などが熱心に行われていた。

森田療法は慈恵医大精神科の伝統であり、すでに九十年以上の歴史を持ち、数多くの業績が残されている。私は慈恵医大第三病院にある森田療法施設を拠点として教室員と臨床的研究を行ってきたが、昭和六十二年に森田療法室開設十五周年を記念して『森田療法の研究―新たな展開をめざして―』という本を、当時森田療法施設の主任であった北西憲二先生と共編で上梓した。この中にはそれまでの教室員の重要な業績がまとめられている。

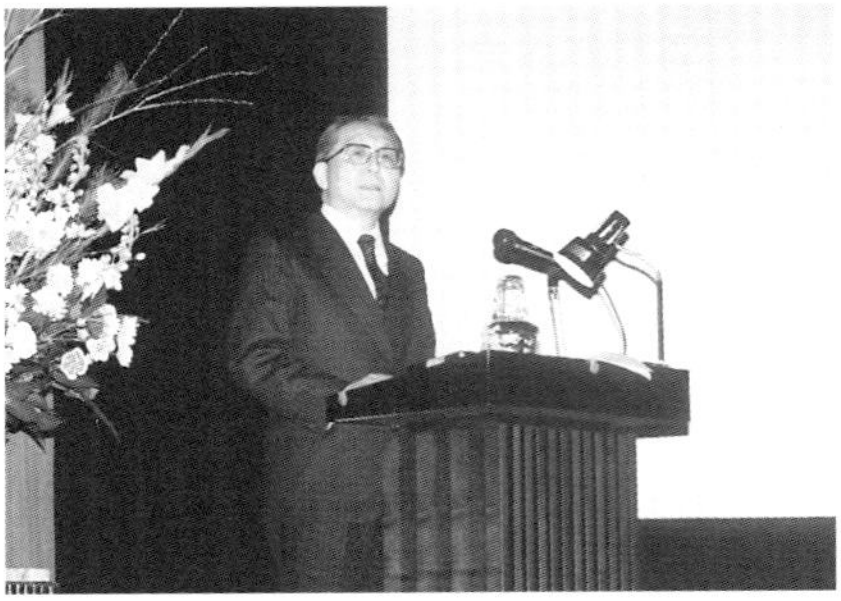
退任記念講義を行う筆者

「退任記念講義」から

私は平成三年三月に慈恵医大を定年退職したが、その年の一月三十一日に恒例の学生に対する最終講義を、同時に退任する内科の亀田治男教授、麻酔科の小林建一教授（同級生）とともに大学の中央講堂で行った。講義の演題は「精神医学の光と影――向精神薬時代を歩んで――」とした。

ここで私は昭和二十八年に精神科医として出発し、初めて患者さんの治療に取り組むことになった頃の精神疾患に対する治療法について紹介し、精神分裂病に対するインシュリン・ショック療法や電気けいれん療法、躁うつ病に対する持続睡眠療法、そして進行麻痺に対するマラリアやワクチン接種による発熱療法などが代表的なものであったことを説明した。また、これらの治療法は患者さんにとって苦痛を伴うものであり、治療者にとっても気の重いものであったことを述べた。

しかしちょうどその頃、フランスの精神科医J・ドレーによって薬物クロルプロマジンの精神分裂病に対する効果が、続いてスイスのR・クーンによってイミプラミンのうつ病に対する効果が発見され、精神科にも薬物療法の時代が到来した。その後も次々と開発される新しい向精神薬を臨床に使用しながら、私はこれまでほぼ四十年間、文字通り向精神薬誕生の時代をそのまま歩んできたことを振り返った。

向精神薬の発見は、精神科治療全般に革命的変化をもたらした。十八世紀の終わり、フランス革命の最中に、パリの精神科医ピネルはサルペトリエール病院で、精神病者を

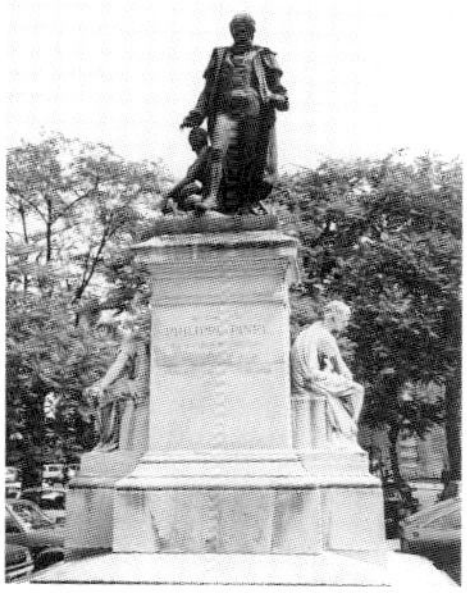

P. ピネルの銅像。サルペトリーエル病院の正門に向って立っている。
（元慈恵医大予科長久志本常孝先生のご厚意による）

その拘束の鎖から解放したが、その一世紀半後に今度は向精神薬が精神病者を長い病院の収容生活から解放することに成功したのである。この歴史的事実にも示されているように、学問としての精神医学はその成立の始めから、精神障害者の解放とケアとにその夢を託してきたということができる。そしてその永年の夢は、いま二十一世紀に向かってさらに大きく開こうとしていると述べた。

少なくとも私は、精神障害者がその疾患の故に疎外されたり、偏見を持たれたりしてきた歴史は、私たちの手で私たちの時代に終わらせなければならないと思うと述べ、精神病者が示す一見不可解な思考や行動も、脳内のそれぞれの神経伝達物質の働きによって惹き起こされるという事実が、近年の脳科学、生命科学の素晴らしい進歩によって証明されてきていることを強調した。

最後に私は、この講義に出席した学生諸君の中から、少しでも多く精神医学や脳科学の研究に興味を持ち、私のこの夢を現実のものとしてくれる人が出ることを期待する、と結んで講義を終えた。

学生に対する精神医学の講義はかねがね難しいものだと思っている。最終講義では、私が専門とする薬物療法を中心に話しをしたが、学生以外に教職員も出席するセレモニー的要素のある場なので、結局はフォーマルな内容になってしまった。本来はもっと突っ込んで、精神医学の背負ってきた宿命や精神障害者の処遇の歴史などについて、もっと多く語るべきであったかもしれない。光と影とは精神障害者の歩んできた道そのものであるといってもよいからである。

大学を離れて

精神科病院での日常

平成三年三月に慈恵医大を定年退職してからもう二十数年になるが、退職してから今まで、私は市井の精神科病院に勤めている。入院を中心とした精神科病院では大学勤務時代と異なって、てんかんやうつ病、神経症、不眠症などの患者さんは少なく、とくに勤務して最初の頃はほとんどが統合失調症の患者さんで、それも多くは長期入院の慢性例であった。統合失調症は、かつては精神科入院例の七十~八十％を占めていたし外来も多かったので、大学時代にも絶えず接してはいたが、多くの入院患者さんを主治医として抱える経験は初めてだった。

今日、精神科の領域は拡大し、複雑な時代の状況を反映してか、とくにここ十~二十年くらいから精神疾患の構造にも大きな変化がみられるようになった。急増する認知症をはじめ、発達障害、パーソナリティ障害、双極性障害など、いわゆるソフト・サイカイアトリーといわれる病態の流行もその一つである。そのせいもあってか、最近新しく改定された米国精神医学会の診断統計マニュアル（DSM－5）などをみても分かるように、十九世紀以来一〇〇年以上にわたって精神医学の主役であり続けた統合失調症の姿がかすんでしまっている。たしかに、わが国でも少子化に伴って思春期、青年期に発症するこの疾患の姿を見ることが以前より少なくなっていることや、疾患の軽症化、症状の単調化が話題にされている。

しかし、私のように一昔前の古い時代の教育を受けてきた精神科医にとっては、今でも統合失調症は精神医学の原点であり、精神科医の存在価値（リエゾン・デートル）は統合失調症の臨床にあるという気持ちが強い。とくに最近は、すぐれた新しい抗精神病薬の開発と薬物療法をめぐるアドヒアランスの向上、社会技能訓練（SST）や訪問看護（アウトリーチとソーシャルサポート）など、患者さんの社会復帰、社会生活についての経験が他の疾患の場合より長い間蓄積されてきているだけに、統合失調症の臨床（治療や援助体制）は他の疾患と比べて、むしろ洗練されてきているのではないかと思われる。

ただ、ここ数年、あるいは一時的な現象かもしれないが、私の外来にもいわゆる「新型」（マスコミ用語）あるいは「現代型」と呼ばれるうつ病の患者さんが増加している。かつて東邦や慈恵で診ていたうつ病の患者さんとは勝手が違い、従来のような治療のしきたりでは間に合わず苦慮する例が多く、診断や治療に一層の工夫が必要になってきている。

ともあれ、これからの日々の診療では、統合失調症とこうしたうつ病の患者さんとにしばらく付き合うことになると思っている。

ただ、今の私の脳裏に去来するのは、生涯現役の精神科医として、これからも自分が何か研究的なことができるのか、本当に役に立つ診療ができるのか、患者さんに寄り添って共に歩むことができるのかという不安と自省とである。これはまた明日からの自分が精神科医として謙虚に何かを語ることができるのかという宿題でもあると思っている。

第3章

◆

留学日記より

留学中の大学で

ベイラー大学のこと

メディカルセンターでの日々

テキサスの黄色いバラ

ペリー先生夫妻の思い出

ガルベストン湾の夕日

テキサスでの思い出・出来事

ケネディ大統領の撃たれた日

ブルーボンネット

ニューヨークとアトランティック・シティでの学会

交友

ランカスター女史のこと

アメリカの友人

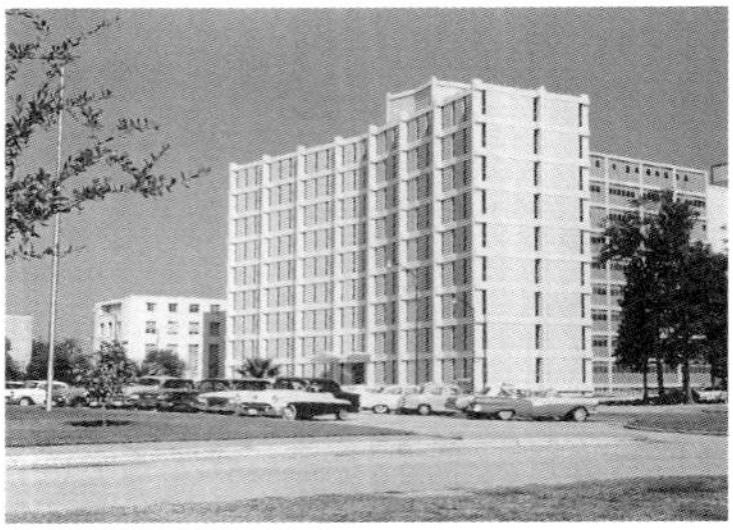
ベイラー大学医学部

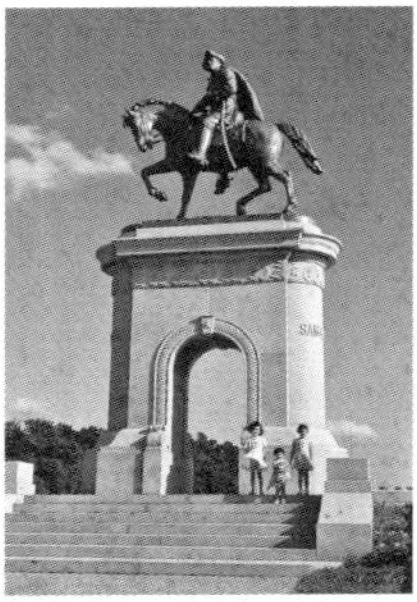
ハーマンパークにあるサム・ヒューストンの銅像

留学中の大学で

ベイラー大学のこと

一九六三年八月、米国テキサス州ヒューストンの空港に妻と幼い娘二人を連れて降り立ったとき、ズボンのすそから入り込む猛烈な熱気には驚いた。このときの連想からか、毎年夏が近づき強い日差しがチラチラする頃になると、いまだに米国南部のこの町の大学に留学していた時のことを思い出すのである。

私が着いた頃のベイラー大学医学部（現在のベイラー医科大学。当時の大学本部はサン・アントニオにあった）は、ちょうど九階建ての白亜の真新しい研究棟が完成したばかりで、その贈呈式なども行われ、活発な気運がみなぎっていた。ここは米国南部最大のメディカルセンターでほぼ市の中央にあり、北側にはテキサス独立当時の英雄サム・ヒューストンの銅像がそびえる緑深い公園があり、西側には美しい建物とアメリカン・フットボールで有名なライス大学のキャンパスが続いていた。公害やスモッグとは縁のない静かな環境で勉強できた当時は、今振り返ってみると夢のような気がする。ライス大学のキャンパスには広大な駐車場があり、フットボールの試合がある時には一杯になるが普段はガラガラなので、免許取り立ての私は車の運転練習によく利用した。

ベイラー大学の精神科には、統合失調症に関する仕事で知られるオイゲン・カーン教授がかつていたことがあり、病棟内のカンファレンス・ルームにその胸像が置かれていたのを見た。また、ドイツから来た腰椎穿刺による気脳撮影法の創始者ビンゲル教授も健在で、何度かお会いする機会があったが、当時は退役軍人病院（VAH。ベテランズ・アドミニストレーション・ホスピタル）の神経科主任をしておられた。VAHには毎週水曜日の朝八時半から行われる神経学カンファレンスに出席したが、病院の入り口には、星条旗と若きケネディ大統領の写真とが掲げられていた。

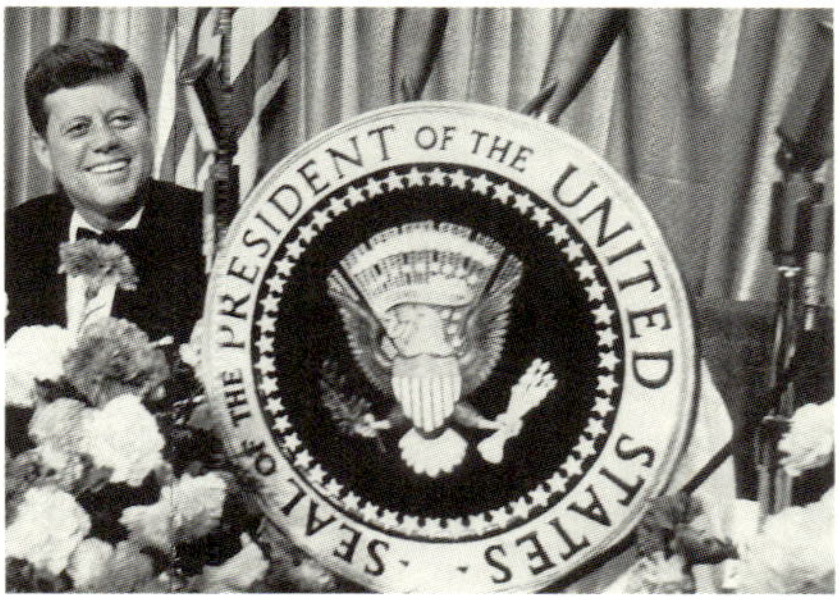

ジョン・F・ケネディ大統領

留学を終えて帰国する頃に購入した、ベイラー大学四代目医学部長ウォルター・ムールサンドの書いた『ベイラー大学医学部の歴史』（一九五六）を読むと、大学の創立は一九〇三年である。この本の中には、病院の起工式の折の風景や、米国南部の住宅に特有な、ベランダに柱のある建物の写真が多く載っており、また、馬車に乗ってレジデントが往診したことや、いわゆる「フレキシナー報告」による医科大学統廃合の際の生き残りの苦労話など、当時の米国地方都市における医学部の歴史が興味深くうかがえる。

最近はヒューストンも市内に高層ビルが林立し、メディカルセンター内にも大きな建物が増えてすっかり様変わりしたという話であるが、その後訪問の機会がない。ベイラー大学を含めてメディカルセンターに留学した日本人は数多い。帰国した当時は

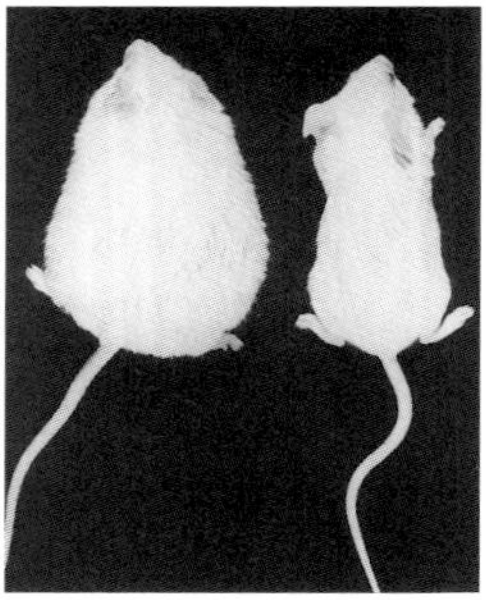
GTGによる肥満マウス（左）と対照のマウス（右）

「ヒューストン会」なるものを作って、お互いの近況や新しい情報などを交換し合っていたが、残念なことに今はそれも途絶えてしまっている。

メディカルセンターでの日々

私はテキサス・メディカルセンター内にあるベイラー大学医学部の神経解剖学教室のジョン・ペリー教授の下で脳の形態学的研究に従事した。

私が関係していた仕事の一つは、ゴールドサイオグルコース（Goldthioglucose, GTG）という物質によって惹き起こされるマウスの脳の視床下部破壊と、その結果マウスに見られる過食と肥満についての研究であり、もう一つは、C_{57}BLというマウスにみられる先天性脳水腫の原因と考えられる脳側室における髄液の過剰生産について、血液ー脳ー髄液間のトランスポートを電子顕微鏡を用いて追求することであった。

その一方で、センター内にあるいくつかの施設（当時ここには六つの病院、三つの研究所、その他があった）で行われている神経学関係の会合に出席し、興味深い症例を診る機会が得られた。火曜日の昼はメソジスト・ホスピタルで行われる神経学ミーティング、毎週水曜日朝はメディカルセンターから少し離れた所にあるVAHで行われている神経学カンファレンスに、ほとんど欠かさず出席した。また、月一回金曜日の夜にもたれるヒューストン神経学会は、ベイラー大学のフィールズ教授を中心とした神経学ー神経外科学医の集まりで、時にヨーロッパその他の国々からの遠来の客も交えての楽しい夕食会および研究発表の会であった。そして時々はヒューストン郊外にあるフィールズ教授の豪邸に呼ばれた。また年一回総会もあり、ある年の総会後のパーティでは、米国神経外科医の人びとからわが国の著名な脳外科医、荒木千里、清水健太郎、佐野圭司諸先生方の消息を尋ねられたこともあった。

VAHの会で思い出すのは、ある時のカンファレンスで、てんかんの精神運動発作（今では複雑部分発作と呼ばれる）と脳の側頭葉、特に海馬との関係についての議論があり、出席していた神経学主任のビンゲル教授からそれに関するミュンヘンのスピールマイヤーの仕事が紹介されたことである。このかつて有名だった研究をここの若いドクター達は知らなかったようだが、私は東大時代の恩師内村祐之教授がスピールマイヤーの下で行った研究のことを知っていたので、由緒あるこの話を聞いて懐かしさがこみ上げてきたのを覚えている。ビンゲル教授に内村先生のことを尋ねたら、勿論知っているよとの返事だった。

メソジストのミーティングでは、小児の神経疾患を対象とした「青い鳥クリニック」から当時自分も興味を持っていた小児てんかんの例に多く接することができた。ここの脳波検査室は小児の睡眠時脳波で有名なケラウェー教授が主宰していた。小児てんかんをやっているチャオさん（中国系か）という小柄な女性ドクターがいて、よく会う機会があったが、とてもいい人で、やはり外国での疎外感を味わいながら「患者と話すのが生き甲斐」と言っていたのが思い出される。私も所持しているが、チャオさんは小児てんかんの良い本を書いている。

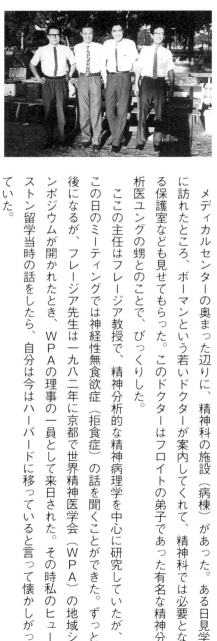

留学生たちの午後。バーベキューの準備をしている。
左端が筆者

メディカルセンターの奥まった辺りに、精神科の施設（病棟）があった。ある日見学に訪れたところ、ボーマンという若いドクターが案内してくれて、精神科では必要となる保護室なども見せてもらった。このドクターはフロイトの弟子であった有名な精神分析医ユングの甥とのことで、びっくりした。

ここの主任はフレージア教授で、精神分析的な精神病理学を中心に研究していたが、この日のミーティングでは神経性無食欲症（拒食症）の話を聞くことができた。ずっと後になるが、フレージア先生は一九八二年に京都で世界精神医学会（ＷＰＡ）の地域シンポジウムが開かれたとき、ＷＰＡの理事の一員として来日された。その時私のヒューストン留学当時の話をしたら、自分は今はハーバードに移っていると言って懐かしがっていた。

メディカルセンターに来ていた日本からの留学生たちは、私も含めてよく家族連れで近くの公園にピクニックに行き、バーベキューを楽しんだ。上の写真も、ある日の午後のピクニックの一コマである。これらの留学生たちは皆勉強家で、帰国するとしばらくして教授になった仲間である。

テキサスの黄色いバラ

米国留学時代、テキサス・メディカルセンターの広大な敷地内にある医学部図書館には、足繁く通った思い出がある。白亜の図書館は広々とした芝生の中に建っていたが、

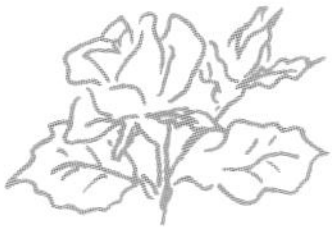

正面入口付近にバラの花が植えてあり、その中でも黄色い大輪のバラが一際美しく、白い壁に映えていた。私はいつもそのバラを横目で眺めながら館内に入っていったものである。私の記憶違いかもしれないが、この黄色いバラの花は、四季を通して咲いていたような気がする。それほど印象が強かったということなのだろうか。

図書館は大変利用しやすくできていた。夜間も遅くまで開いていたし、読みたい本や雑誌はすぐ手の届く所に整理されてあった。落ち着いた、仕切りのある、プライバシーに配慮されたデスクが数多く並んでいて、そこでゆったりと調べ物をすることができた。当時の日本の大学図書館は、まだ外国からの文献や図書の量は大変貧しく、入手できないものも多かった。また閉館の時間も早かったので、なかなか利用しづらい面もあった。

図書館では研究上必要な文献調べが主であったが、その傍らで精神医学の臨床に関する本にも折に触れて目を通していた。私が興味を持っていたてんかんに関する古典的な本の中でも、ヒューリングス・ジャクソンの『選集（Selected Papers）』やガワースの『てんかんと近縁疾患（Epilepsy and Related Disorders）』を実際に手に取って見ることができたのは嬉しかった。その頃、ガワースの本の復刻版が出版されたようだったが、留学生だった自分には経済的な余裕がなく、購入できなかったのは今でも残念に思っている。

ヒューストンのような日本から遠い土地で毎日実験室に閉じこもっている生活だった

ので、日本での精神医学界の動向が分からず、取り残されたような感じがしていた。その頃日本では、精神障害を持った少年によるライシャワー駐日大使刺傷事件（一九六四）が起こり、それを機に「精神衛生法」改正の問題が国会でも持ち上がる、という緊急事態が発生していた。ちょうどその時、たまたま米国精神医学会議に出席していた日本の学会の主要なメンバーの人たちがその対応のため、会議途中で急きょ帰国するという大きなニュースがあったが、これなどもしばらく後になってようやく知ったようなわけである。

いま思い出してみると、当時の米国精神医学の潮流は、精神分析学を主体とした心理学的な研究が盛んであった。米国精神医学の父といわれるアドルフ・マイヤーの『精神生物学』という見方、すなわち精神疾患を環境に対する個人の反応として捉える考え方が色濃く残っていた。その後しばらくして、米国精神医学の主流は精神分析学から脳研究を中心とした生物学的精神医学へと移行したが、当時はそのような雰囲気はまだ感じられなかった。米国精神医学会が作成した、精神疾患の『診断と統計マニュアル』の第三版（いわゆるDSM－Ⅲ）が従来の装いを全く一新して登場したのは一九八〇年のことであるから、私の留学していた一九六〇年代（一九六三―一九六五）は、それ以前の第二版に拠《よ》っていて、精神疾患の分類もマイヤーにならった捉え方をしていた。私が留学して間もなくケネディ大統領が凶弾に倒れ、その時代は終わったが、ケネディに象徴されるように米国が最も力強く、最も理想に燃えていた時代であったので、米国精神医学にもどこか自信と余裕が感じられた。

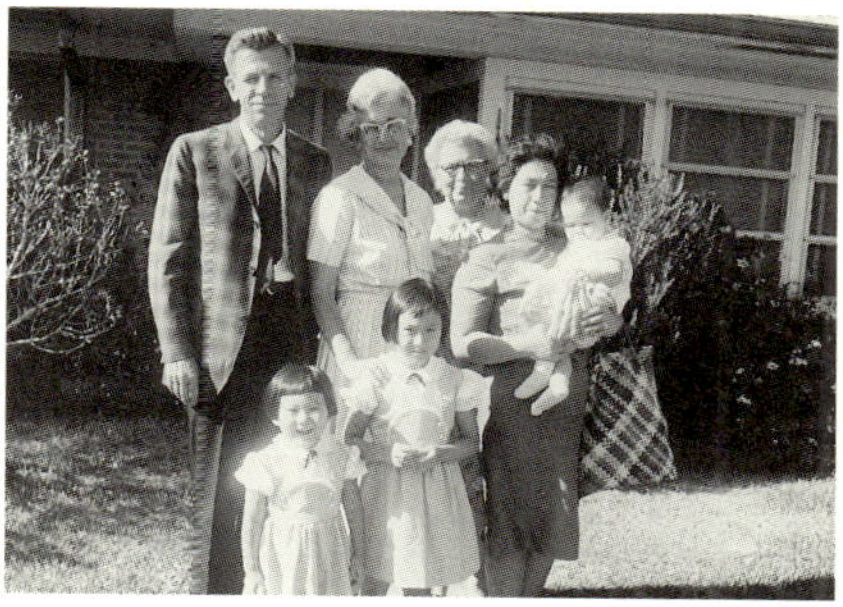
ペリー先生夫妻とわが家族

バラの花は、私たち一家が住んでいたアパートの裏庭の垣根にも一面に咲いていた。この垣根の大きな隙間から、幼かった娘たちが出たり入ったりして遊んでいたのを、昨日のことのように思い出す。真っ青な空を背景にして風にそよぐ、黄色い鮮やかなバラは、私のテキサス留学の証でもあるかのように、いまでも私の脳裏に蘇ってくるのである。

ペリー先生夫妻の思い出

ジョン・ペリー先生は私が留学中お世話になったボスで、ベイラー大学医学部の神経解剖学の教授である。脳の視床下部と肥満との関係、マウスにみられる遺伝的水頭症、脳下垂体の内分泌学的研究などをテーマとしていた。長身、金髪のスマートな先生で、カナダのノバスコーシャ州の生まれと聞いた。米国イェール大学の出身で、英語はやや聞き取りにくかったが、気持ちのやさしい、大変面倒見のよい先生で、留学生仲間からは良いボスに巡り合ったといわれたものである。

ペリー先生夫人のベッティさんの方は、むしろ男性的なさっぱりした気性で、同じ研究室の補助員として働いていて気さくに話ができるので大変楽しかった。妻の出産の時や学会出張で留守にした時などは、幼い子供二人を何度か預かってくれた。クリスマスや私たち家族の誕生日などには家に招待していただき、時々スーパーマーケットの買い出しにも付き合ってくれた。ベッティさんの趣味はアメリカ人に多いバードウォチング

（鳥の観察）で、この時ばかりは夢中になって、テキサスに住むいろいろな鳥のことを飽くことなく話してくださった。私たちの帰国後、毎年いただいたクリスマスカードも、それぞれきれいな鳥の絵柄のものばかりである。

ペリー先生には研究のこと以外にも何かとお世話になった思い出があるが、その一つに車のことがある。留学早々に購入した私の中古車（一九五八年型デソート）はよく故障したが、その折に、気さくな先生は大学構内の駐車場で、地面に仰向けになって私の車の下にもぐり込んで点検してくださり、その姿にびっくりしたものである。日本の教授には考えられないことだと思った。もっともこの中古車はペリー先生が斡旋してくれたものなので、責任を感じられたのかもしれない。ある時、ヒューストンの大通りでまたも車がエンコしてしまい、たまたま通りかかった顔見知りの医学生からの連絡で大学から駆け付けたペリー先生が、自分の車で近くのガレージまで私の車を引っ張ってくれたこともある。アメリカに来て初めて車の運転をした私にとって、車はなかなか自由に扱えなかった。そのようなわけで先生にはすっかり面倒をかけてしまい、申し訳ない気持ちだった。二年間の留学を終えて帰国の際、車のお礼を言うと、先生はニヤリと笑って、「日本に帰っても運転するのか」と言われた。帰国後、私は車の運転をぴったりやめてしまった。アメリカ滞在中ずっと良くなかった胃の調子が帰国後不思議に治ってしまったのは、車の運転のストレスのせいだったかもしれないと思っている。

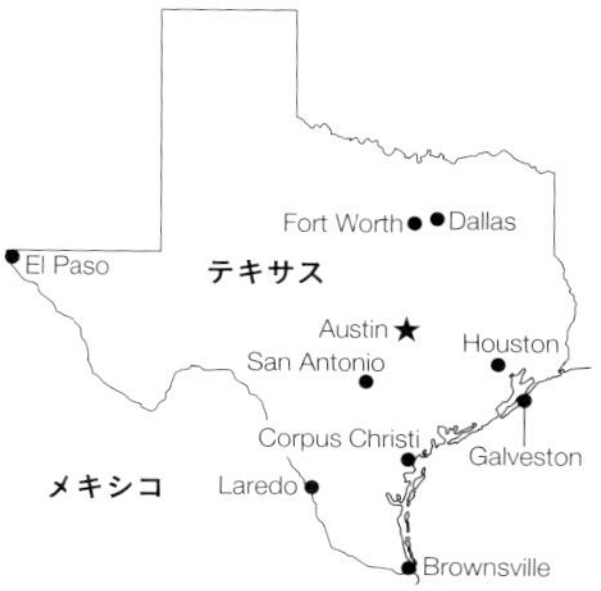

ガルベストン湾の夕日

一九六三年十月初旬の日曜日。朝九時半、ペリー先生が迎えに来てくださり、ガルベストン湾での海釣りに行くことになった。ヒューストンから南へ海岸に向かってしばらく走る。ガルベストンは海に面した古くからの港町であるが、しばしばハリケーンに見舞われて大きな被害を受けた歴史があり、そのため入江を遡《さかのぼ》った奥にヒューストン港が建設されたとのことである。

小舟に乗って湾に出ると波に揺られて、妻と五歳の長女は船酔いですっかり参っていたが、二歳の次女はケロリとして狭い船の中をちょこちょこ歩き回っていた。揺れる海面を見ているうちに私も酔ってしまい、ペリー先生には知られないようにそっと舳先の方に回って、思い切り海に向かって吐いてしまった。ペリー先生には気の毒であったが、魚は一匹釣りあげただけで終わった。

帰りにクリアレイクに寄り、今度はボートで湖上を一周した。ここは鏡のように波も静かだった。湖面には大小さまざまな色とりどりのヨットが浮かび、暖かい太陽がまるで永遠に沈まないかのように美しく輝いていた。若い男女の裸が眩しい。水上スキーをやっている男性もいた。ここにはヨットクラブがいくつもあるようだった。湖の周辺に点在する別荘からは、階段で湖まで降りられるようになっていて、日本ではまだ珍しい風景だと思ったりした。この湖の先には広大なメキシコ湾が広がり、さらにその遥か先はカリブ海だ。いまアメリカ最南端の海岸にいるかと思うと、何か夢のような心地がした。

帰途、昔風の立派な建物が並び、美しい並木が続くガルベストンの古い通りを、真っ赤な夕日を正面から浴びながらドライブした。ここには私が留学していたメディカルセンターとも関係のあるテキサス大学の医学部がある。

その夜は家に帰って、『ロンドンのエリザベス・テーラー』という番組を、二日前に購入したばかりのＧＥ製十九インチテレビで鑑賞した。まだ見ぬ英国の風物も美しく、いつかは訪ねてみたいと思った。新しいヒューストンと古いロンドンの街並み。この一日の組み合わせは面白いなと思った。

テキサスでの思い出・出来事

ケネディ大統領の撃たれた日

私の渡米日誌によると、それは一九六三年十一月二十二日のことである。その年の八月にテキサス州ヒューストンにあるベイラー大学に留学したばかりだったので、到着後まだ三ヵ月も経っていないときであった。その日は金曜日で、私はいつものように研究室で実験の仕事をしていると、昼過ぎであったか、異様な鋭い空気が一瞬部屋を突き抜けるような感じがしたのを覚えている。間もなく部屋の外の廊下あたりで人の話し声が聞こえ、何となくざわめいた雰囲気になってきたので、私も仕事の手を休めて廊下に出てみた。しかしまだ英語が十分に聞き取れないこともあって、はじめは何があったのかよく分からなかった。するとまもなく、私のボスのペリー先生の奥さんのベッティさん（奥さんは同じ研究室で研究補助員《ラボランチン》として働いていた）がやってきて、「ケネディ大統領が暴漢に撃たれた」とゆっくり説明してくれたが、その時私はどう返事をしたらよいものか、一瞬言葉に詰まってしまった。

ケネディ大統領はその前日、私たちの住むヒューストンを訪れ、サム・ヒューストン・コロシアムで演説をすることになっていた。日本から留学していた友人たちは演説を聞きにゆき、一目大統領を見て来ようと私にも勧めたが、車の混雑を恐れてやめることにした。その代わり自宅で、家族とともにテレビの前に座って演説を聞いた。カラーテレビの画面いっぱいに広がる若い大統領の爽やかな顔、理想の灯を高く掲げる格調高い言葉、その傍らに華やかに微笑むジャクリーン夫人の美しい容姿。私たちはすっかりケネディに魅了されてしまった。素晴らしい大統領が米国に誕生したものだと思った。そしてその翌日、大統領がダラスを訪問した直後の悲劇であった。

私は落ち着かない気持ちを抱いたまま研究室に戻り、再び仕事を始めていたが、突然「キャー」という悲鳴とともに一人の女性が廊下を駆け抜けて行ったように感じた。見るとそれは同じ研究室で別のドクターの研究補助員《ラボランチン》をしているポーリン嬢だった。彼女は人一倍感情の強そうな女性であった。「彼が死んだ（He is dead）」と叫んで泣き崩れる彼女の姿を見て、私は瞬間すべてを悟った。研究室の中は勿論、廊下や大学の建物全体がさらに騒然としてきた。あちこちに人が集まってラジオのニュースに聞き入っている様子だった。私は頭が混乱して何も考えることができなかった。

それは長い一日だった。雨が上がったその夕方、帰宅する私をボスのペリー先生が車に乗せて送ってくれた。車の中で私は終始黙りこくっていたが、ペリー先生は「不幸なことだ。これからジョンソン大統領だ」といった意味の言葉を呟いていたように思う。

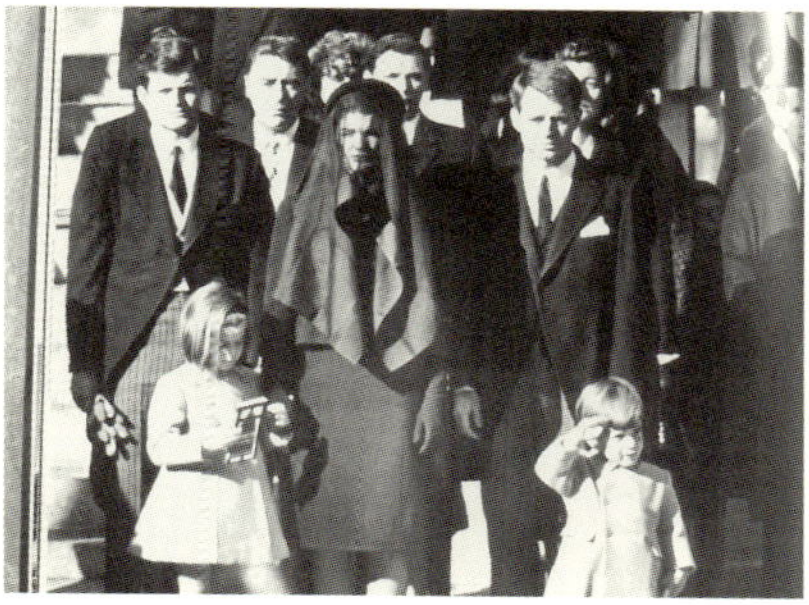
ケネディ大統領の葬儀
(ケネディ夫人と子供たち。夫人の両側はケネディブラザーズの2人)

当時の私の日誌には英語で、おそろしい、そしてとても悲しいことだと書かれてある。

しばらくして、当地の新聞ヒューストン・クロニクルが特集したケネディ大統領の追悼グラビア『灯火は消えた(The torch is passed……)』が出版された。若くして逝った悲劇の大統領を哀惜する気持ちが紙面一杯にあふれたものである。この特集はその後発行されたケネディ大統領の記念コイン(五〇セント銀貨 Kennedy memorial half dollor)とともに、在米時代の記念として大切に保存してある。

†

ケネディは私たち精神科医にとって特に親しみのある大統領である。ちょうど私が留学した一九六三年初頭、米国議会における年頭教書の中で、「知的障害者や精神障害者が長い間にわたって差別され続けてきた歴史は、偉大な国アメリカの恥である」といい、こうした社会的偏見と闘い、メンタルヘルスの活動を全国的に推進させることを宣言したのは、当時同じ思いを抱いていた私たちを勇気づけるものであった。

"We have long neglected the mentally ill……this neglect must end" John F. Kennedy Feb.6, 1963

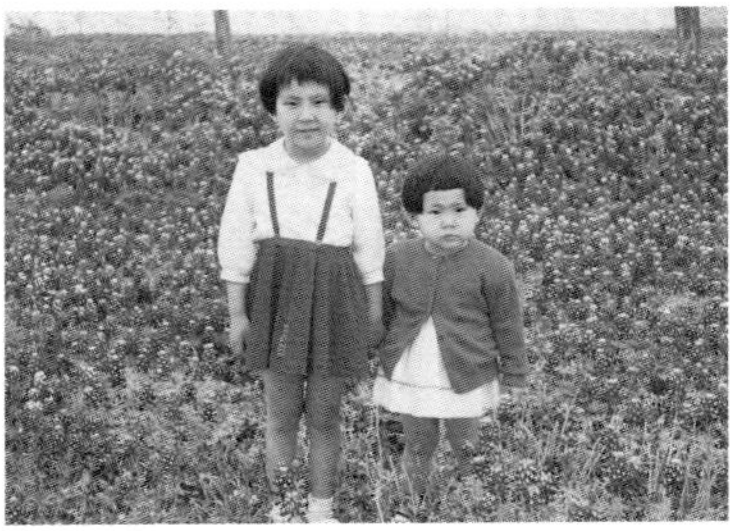
ブルーボンネットと長女・次女

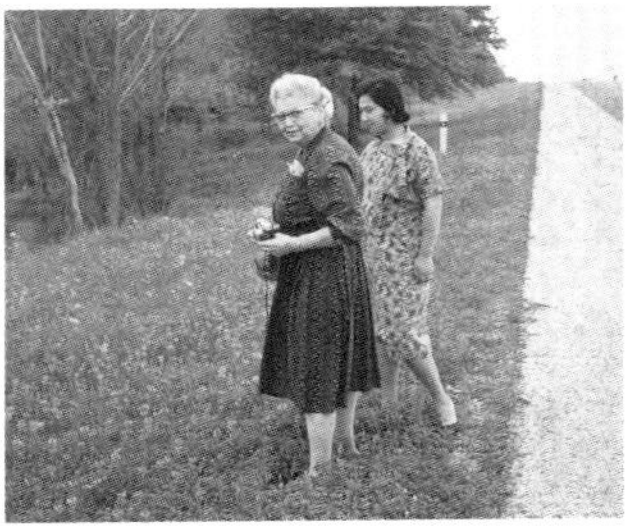
インディアン・ペイント・ブラッシュ

ブルーボンネット

一九六四年四月十一日、土曜日。朝早くペリー先生夫人ベッティさんが車で迎えに来てくれた。その日はヒューストン郊外にテキサス州の花、ブルーボンネットが咲いているのを見に出かけることになっていた。ベッティさんの母親にあたる八十六歳のテーラーさんも一緒だった。やや薄曇りの日で、花の写真を撮るにはあまり良い条件ではないが、ともかく出発することにした。

US290のルートを通ってヒューストンの市街を北に抜け、ワーラーという田舎町のとある雑貨店の近くで、少しばかりの休憩をとった。この辺りは穀物乾燥機が立ち並ぶ農作を主体にした寂しい土地で、黒人が多く貧しい。ついでハンプステッドからルート6に入り、ナバソタを通る。ここもちょっとした中心ではあるが、汚い町並みが一握りほど集まっているだけで、町角の古びた木造の家のベランダにワゴン車がぽつんと乗せてあったのが印象的であった。黒人の老夫婦のうつろな白い眼が私たちの車を追っていた。

やがてワシントン州立公園に着いたので、ここでランチを食べた。あちこちの木陰には、どこからかやってきた白人の家族が賑やかに集っていて、それぞれ思い思いに食事をしていた。何かほっとした風景だった。

ここに来る途中で、ようやくお目当てのブルーボンネットやインディアン・ペイント・ブラッシュの花が、きれいに咲いている場所を見つけて写真を撮った。道端にはリスやカメがのんびりと過ごしていた。ブルーボンネットは、スコットランド人の被る青色帽のことだが、鮮やかな青い花が沢山かたまって咲き、一本がちょうどトウモロコシ状の外観を呈している。草原一杯に咲くと青い絨毯のように見え、なかなか見事であった。インディアン・ペイント・ブラッシュはインディアンの絵の具の刷毛（絵筆）の意味だが、すっと伸びた茎の上に可憐なオレンジ色の花をつけた、ちょっと矢車草に似た感じのものである。

帰りはブレハムを通ってルート36に入り、ケニイ、シーリイを経て、ルートＵＳ90に乗り、一路ヒューストンに戻った。午後四時近くになっていた。冬の時期のヒューストンはあまりパッとしないが、これからがヒューストンの一番良い季節だ。明るい日差しが少しずつ初夏の訪れを思わせる感じとなる。

思い出すと、私たちが住んでいたアパートの前庭には、三月中旬になるとレッド・バード・フラワーが咲きだし、芝生の間に細かい桃色の花をつけ、一杯に広がって光に映えて美しかった。春の訪れを予感させたものである。日本でいうと紅花の類なのであろうか。

ニューヨークとアトランティック・シティでの学会

学会出席を兼ねてのニューヨーク旅行について医学部長の許可が下りたので、家族を連れて出掛けることにした。その途中フィラデルフィアで、ペンシルバニア大学のブロベック教授の研究所を訪ねることが許可の条件になっていた。ここは私がやっている視床下部と摂食（肥満）の関係についての研究を精力的にやっているところであった。

一九六四年六月八日夜十時、イースタン航空でニューヨークへ出発。妻と六歳、二歳半の娘を連れ、留学して初めての家族旅行である。ヒューストン空港にはペリー先生夫妻が見送りにきてくれた。子供たちはシアーズで購入した旅行用の洋服を着て喜んでいるが、次女が足指を怪我しているのが少し心配であった。

翌九日早朝四時、ニューヨークのケネディ空港に着いた。大きな空港なのでびっくりした。まだ、朝早かったので、がらんとした空港待合室で夜の明けるのを待ち、八時頃ハイヤーでウェストサイドからサークルラインに乗り、高層建築の林立するマンハッタンを巡ってホテルに着いた。生憎《あいにく》天候は曇っていて靄《もや》がかかり、風も冷たかった。夜は近くのタイムズ・スクエアに出掛けてぶらぶらしてみたが、少し前に行った大阪の雰囲気に似ていると思った。十一時頃ホテルに戻ったが、こちらは夏時間なのでまだ街は賑わっており、少しばかり調子が狂った。

翌十日は、朝十時ごろ地下鉄でワールドフェアに行った。会場が広いのには驚いたが、とても楽しいところで、ペプシコーラのディズニー・ランドに入ると初めて見る子

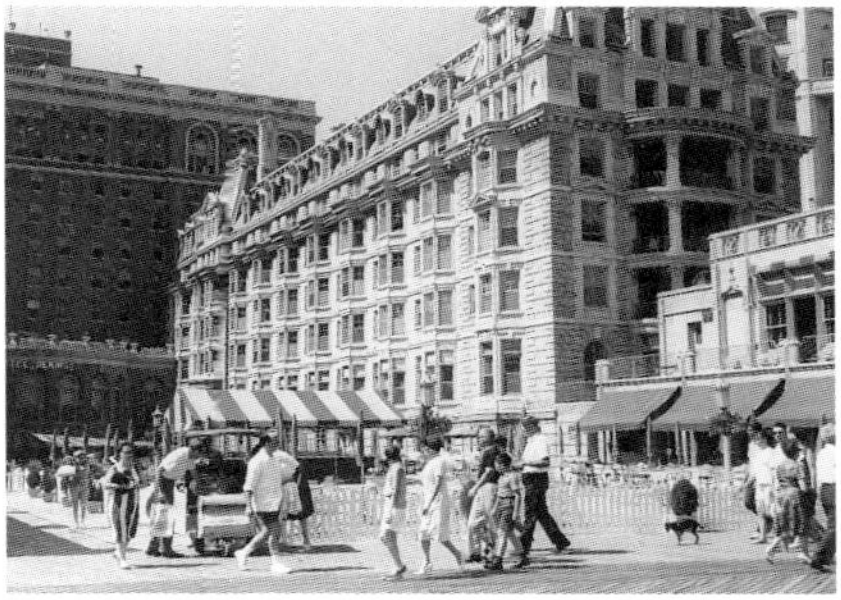
アトランティック・シティの海岸通り
（奥にカフェ・テラスが並ぶ）

供たちは眼を丸くして喜んでいた。日本をはじめ、インド、メキシコ、デンマークなど、各国の展示館を一通り見て歩いたが、やはりアメリカのものが一番大掛かりで素晴らしく、展示館のスタッフが次女の写真を撮ってくれた。夜八時過ぎまで歩き回ったが疲れを知らず、子供たちもなかなか帰りたがらないので、美しい噴水のある所でしばらく休み、その後レコードを買って、もう一度来たいなと思いつつ、ようやくホテルに戻った。

十一日もひき続きニューヨークに滞在し、ロックフェラー・センター、ワシントン・スクエア、グリニッジ・ビレッジを見物し、エンパイア・ステート・ビルに登った。展望はさすがに素晴らしかったが延々長蛇の列で、展望台に登るまでに大分待たされた。その上ちょうど西日をまともに受けてひどく暑く、のどが渇いて閉口した。

十二日に朝のペンシルベニア鉄道でニューヨークを発ち、アメリカ歴史の町フィラデルフィアに向かう。蔦（アイビー）が一杯に生い茂った石畳を歩き、古い大学の建物を見ながらブロベック教授の研究室を訪ねた。折悪しく教授は急用で不在だったが、研究室の若い人たちのミーティングに参加して楽しい一刻を過ごすことができた。夜、リムジンでアトランティック・シティに向かい、ホテルデニスに泊まった。

翌日からいよいよ学会（米国神経病理学会）がはじまった。自分の研究にも関係した、実験的脳水腫、電子顕微鏡、脳血液関門についての良いペーパーが出題されていて、大変勉強になった。夜は家族と板張りの海岸通りを散策した。

十四日は快晴、抜けるような青空で、海が絶好の美しさである。子供たちにせがまれ、午前中は学会に出席し、午後は海水浴に行くことにしたが、子供たちは海岸で砂遊びに夢中になり真黒く日に焼けていた。その夜は学会主催のカクテル・パーティに家族全員で出席した。

十五日からは米国神経学会が始まり、今度は臨床的な雰囲気を味わうことができた。自分も日本で手掛けていた脳の断層撮影について、ベセスダのデ・ティロの分厚い本が展示されていて興奮を覚えた。この学会ではデニー・ブラウン、ヘイメーカー、メットラーなど著名な神経学者や、ロイジン、ジンメルマンなど神経系の電子顕微鏡的研究をしている人たちとも会うことができたが、皆すごく精力的な人たちであった。この学会ではアメリカ南部からの出題がやや少なく、ニューヨーク、ボルチモア、ボストンなどの研究者が活発な印象を受けた。ただ、両学会とも日本からの参加者が頑張っていたのは心強かった。

最終日十七日は朝早くアトランティック・シティを発ち、鉄道でフィラデルフィアを回って、再びニューヨークに寄った。メーシーデパートや高島屋で買い物をし、その後五番街をそぞろ歩きしたが、ようやく少し疲れも出てきたうえお金もかかったので、午後早めにリムジンで空港ターミナルに行った。ニューオーリンズを経由してヒューストン空港に着いたのは夜半十二時になっていた。

飛行機から降りると、むっとするヒューストンの暑さには閉口したが、夜遅くにもかかわらず、ペリー先生夫人のベッティさんと母親のテイラー夫人とが車で迎えにきてくれていたのには本当に感謝した。

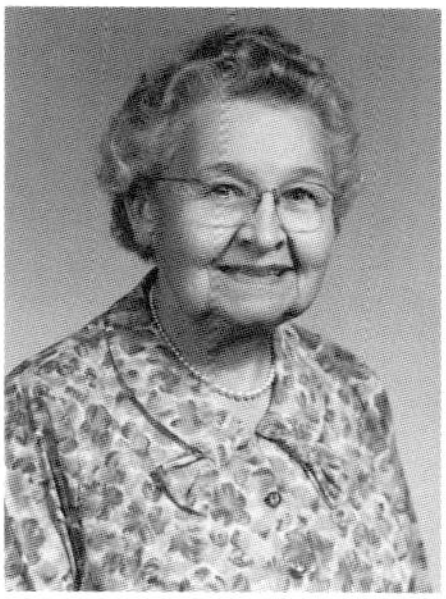
ランカスター女史

交友

ランカスター女史のこと

ランカスター女史（Cecil Elizabeth Lancaster）は、ヒューストンに留学した私たちの仲間が大変お世話になった方である。女史は戦前から日本に長く滞在し、九州の小倉市にあるミッションスクール西南女学院で教鞭をとって子女の教育に大きな功績を残された方で、日本での教え子も多く、女史を知る日本人は多い。そのことが女史の生涯の誇りでもあったようで、時折の話題にはいつも日本での思い出話に花が咲いた。引退後はヒューストンに独りで住み、日本からの留学生の奥さんや子供さんたちに英語を教えていた。私がお会いした当時はもうかなりの高齢であったが、きれいな白髪の、いつも穏やかな微笑をたたえた気品のある物腰が、私たち留学生から尊敬を集めていた。私には特に、清らかな瞳が印象的であった。

私たち一家も、留学した翌年から妻と娘二人（六歳と三歳）が英語を教わることになった。夜のバイブル・クラスと週一回二時間の昼の英語のレッスンが、定期的に始まることになった。また、リバーサイド教会（Riverside Church）で、夕方から女史を囲んでミーティングがあり、二十〜三十人ほどの日本人、アメリカ人が集まってティーパーティが開かれた。第二次世界大戦後の極東軍事裁判で日本人被告の弁護士として尽力した、著名なハード氏夫妻も時折顔を見せておられた。

ランカスター女史には少し白内障の気があり、歩行が危ないこともあったので、わが家での昼の英語のレッスンの時には私が大学の昼休みを利用して、女史の自宅まで車で迎えに行った。独身で一人住まいであったので、毎回妻が昼のランチを作って用意し、レッスンが終わった後で食べていただいた。多くは手作りのアメリカ料理であったが、コロッケやオムライスなど、日本風の料理をとても懐かしがって喜ばれた。夜は女史の家までヒューストンの古い町並みを通って行き、バイブル・クラスに出席した。

女史の住んでいた家は、ヒューストンの街の発祥地である、メモリアル・ドライブというオールドタウンにあった。この辺りの家並みは西部劇にでも出てくるようなロマンチックな雰囲気があり、夜空にはぽつんと孤独な星《ローンスター》（テキサス州はローンスター・ステートと呼ばれる）が輝いて、今にもその辺りから幌馬車やボンネットを被った女性たちが現れてきそうな錯覚に襲われたものである。ある時はバイブル・クラスの後、美しいオールドタウンの夜を夢の中のようにドライブしたこともある。

女史は正しく良い英語を話すことには大変厳しく、ある一部のアメリカ人の話す言葉は好ましくないと首を振って不快感を示した。私の娘たちが時に、あまり品の良くない英語をどこからか覚えてくると、「ノー」といってたしなめていた。

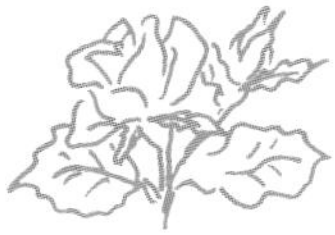

私たち一家が帰国してから四年ほどして、ランカスター女史は一ヵ月間ほど来日され、女史を知る日本の教え子たちと会われたが、その時お会いしたのが私たちにとって最後となった。その折はやや記憶が怪しくなられていたが、昔ヒューストンで英語を教えた留学生の家族に囲まれてとても幸福そうであった。来日する少し前に、自伝と回想録『幸いなる旅路』が西南女学院から出版された。しっかりした文字でサインしていただいたこの本は、今は亡き女史と、楽しかったヒューストンの日々を偲ぶよすがとなっている。私たち一家にとっても、米国生活の中で得た、祝福された出会いだと思っている。私の妻の英語が私の英語よりもアメリカ人に通じたのは、おそらくランカスター女史のお蔭であるに違いない。

†

アメリカの友人

米国留学時代に知り合った友人のうち、ライダーさん一家はその後三十年以上も、クリスマスカードなどを通して文通し合った数少ないアメリカ人である。ライダーさんは私たちが留学中にヒューストンに住んでいた時のホストファミリーでもあった。敬虔なクリスチャンで、主人のジェイコブさんは証券会社に勤めている平均的なアメリカ人である。妻のルシールさんは情の深い人柄で、出身地のジャマイカが自慢の、英国風家庭の主婦といった感じで、法律に興味を持って勉強しているとのことであった。

ルシールさんがとても気に入っていていつも嬉しそうに話題にするのは、ライダーさん一家も私たち一家も娘三人であるということであった。ライダー家の娘さんは私の娘よりそれぞれ一～二歳づつ年上であったが、いずれにしても当時一、二歳から七、八歳までのちょうど同じような年齢であったことが一層親しみを感じさせた原因である。

テキサスの温かい空の下で、ライダーさん一家と遊んだ日々の思い出は限りなく多い。毎日曜日になるとライダーさん一家に連れられて近くの教会に行った。大人たちが祈りを捧げ、讃美歌を歌い、牧師さんの読む聖書の一節に耳を傾けている間、子供たちはナーサリー（託児所）に預けられて、ジュースなどをふるまわれていた。子供たちもそれを知っていて楽しみにしていた。教会のナーサリーに着いて、中から女の人の優しい声がかかると、子供たちはいそいそと部屋の中に入って行く。その様子が今でも目に浮かぶようだ。

私の一番下の娘（三女）はヒューストンの生まれである。広大なメディカルセンターの敷地内にある病院群の一つ、メソジスト・ホスピタルで生まれた。三女が生まれた時、ルシールさんは女の子であったのを殊《こと》のほか喜んで、何くれとなく面倒をみてくれた。馴れない異郷の地での出産と育児だったので妻も心細かったが、ボスの奥さんとルシールさんとが心強い味方であった。ルシールさんは、どうしても名前を自分につけさせて欲しいと言い、いろいろと考えている様子であったが、やがて「エリザベス」とい

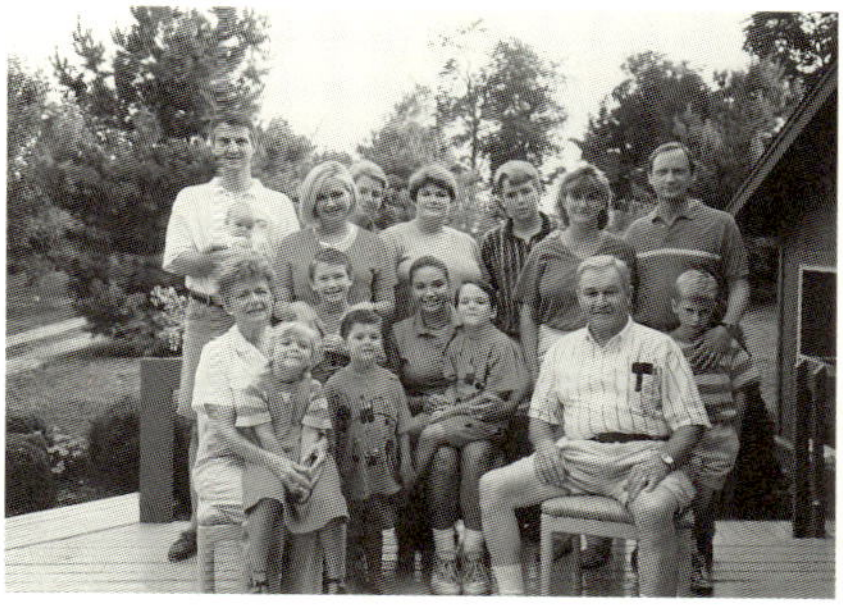
ライダーさん一族

うのと「サラ」というのを提案してきた。ボスのペリー先生に相談すると、サラが良いのではという意見だった。それで私たちは聖書に出てくる、あの心優しく信仰深い女性、サラを選んだ。三女の米国での出産登録には、ミドルネームとしてサラが入っている。後日ボスの奥さんから、サラの愛称はサリーであることを教えてもらった。ルシールさんは、この「サリーちゃん」をわが子のように可愛がってくれた。

国内外に友人はいても、ライダーさん一家ほど純粋な心の持ち主はあまり会ったことがない。私たちが帰国する時に記念に贈ってくれたペナントに、聖書のマタイ伝の一節が書かれているが、その冒頭に「Love never faith（愛は決して裏切らない）」と記されている。ライダーさん一家の友情はまさにこれなのであろう。その後しばらくして、ライダーさん一家はオハイオに移ったとの便りがあった。ライダーさん夫妻をいつか日本に呼びたいと、妻とよく語り合ったものである。

†

後日譚。一九九六年、次女一家が米国中部の都市ハーシーに留学のため滞在していた折、私たち夫婦と長女、三女がハーシーを訪れ、その際、次女と孫二人も含め全員で、オハイオに住むライダーさん夫妻に会いに行くことにした。私のヒューストン留学以来三十数年ぶりの対面だった。広々としたライダーさん宅に私たち全員を泊めてもらい、ルシールさん手作りの料理で歓待していただいた。久しぶりにアメリカの家庭の懐かしい味にひたることができた。夜は遅くまで日本の話、オハイオの話、そしてヒューストンでの日々のことなどに花を咲かせた。ライダーさん夫妻もすっかり老境に入り、落ち着いた雰囲気になっていたが、昔の優しい面影はそのまま残っていた。

帰りの空港まで見送ってくれたルシールさんは、幼い孫を抱きしめながら、「今度会うのはヘブン（天国）だ」といって涙を流した。私たちも思わず涙ぐんでしまった。

帰国して数年経ったある年から、あれほど毎年こまごまと一家の様子などを知らせてくれたルシールさんからのクリスマス・カードがぴったりと来なくなった。その後の消息も分からない。ルシールさんに何か異変があったのだろうと思っている。

第4章

◆

恩師の面影

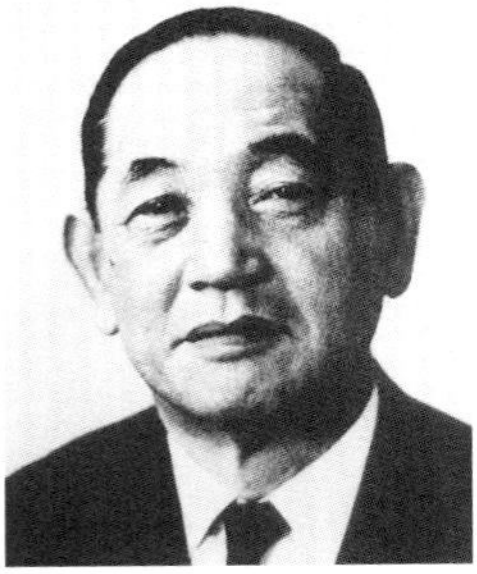

野村章恒先生

野村章恒先生の思い出

私の慈恵医大卒業アルバムの精神科実習の頁に、野村先生が患者さんに電気けいれん療法を施行している写真が載っている。先生が四十代後半の頃のものであろうか。当時の、精神科でも飄々とした高良武久教授の名講義やスマートな竹山恒寿先生の催眠術のデモンストレーションなどに比べると、朴訥《ぼくとつ》な学者という感じのする先生のご指導ぶりであったような気がする。

このような先生が文藝を愛する趣味豊かな方であることを知ったのは、先生の名著『アラン・ポオ論』を読んでからである。今考えてみると、病跡学（パトグラフィー）への情熱をかきたてられたのは、この本であったように思う。私も文学青年の端くれであったので、大変強い影響を受けた。そのためか、精神科医に成り立ての頃は、将来の研究としてパトグラフィーを選ぶべきか、随分迷ったように覚えている。その後結局、別の道を歩むことになってしまったが、後日、先生から著書『パトグラフィー研究』をお贈りいただいた時は、ふと文学と精神医学との交流が醸しだす懐かしい香りを嗅ぎ、たまらない郷愁を感じた。生涯にわたって若々しい文学青年であり続けた先生を本当にうらやましいと思う。

大学卒業後は直接ご指導を受ける機会がなかったが、時折、日本精神神経学会の関東地方会などで先生の発表をお聴きすることができた。今も強く記憶に残っているのは、いわゆる神経難病の一つである多発性硬化症に関する先見的なお仕事である。当時は精神医学も神経学も一緒にやっていた研究者が多かったから不思議ではないが、熱っぽく多発性硬化症が本邦でも決してまれではないことを説かれる先生が、アラン・ポオの研究者としての先生と奇妙に対照的であるように思われた。

その頃のこと、ある学会旅行の折に立ち寄った土産屋の店先で、偶然先生にお会いしたが、私の姿を見るや温顔をほころばせて、「やあ」とお声を掛けて下さったことが強く印象に残っている。その頃私は母校を離れてはいたが、先生が自分のことを知っていて下さったという嬉しい気持ちが胸一杯に広がるのを感じたものである。

昭和五十四年春、私は慈恵医大の教授に着任したご挨拶のため先生のお宅にうかがった。先生は酒肴の用意をして待っていて下さった。私にお酒をすすめられながらよもやま話をされたが、ふと立ち上って廊下の隅にうず高く積まれてある蔵書を見せて下さった。いろいろな文学書だったように覚えている。

その日はやや肌寒い一日であったが、先生はお会いすると開口一番、「花冷えだね」とおっしゃった。美しい情感のこもったこの折の言葉は先生を思い出すたびにいつも鮮やかによみがえってくる。

私が最後に先生とお会いしたのは昭和五十九年十一月、慈恵医大の第三病院に新しい森田療法棟が完成し、その祝賀会が行われたときの席上であった。遠路わざわざ出席された先生は、楽しげに杯を傾けておられた。旧知の大学の先生方とも談笑しておられたようであったが、しばらくして気がつくともう姿は見えなくなっていた。

その後一ヵ月ほどして、先生の許に私たちが編集した『東京慈恵会医科大学精神神経科教室開講八十周年記念誌』をお届けすることができ、その中に先生のお書きになった「根岸病院小史」を載せることができた。当初、先生からいただいた原稿はかなり長いものであったが、編集の都合で少し短くした。それでも先生は大変喜ばれて、丁重なお手紙を下さった。お元気な間に、八十年史をお読みいただけて本当によかったと思う。

いつの頃だったか、先生から一枚の色紙をいただいたが、それは、

「生きて世に老いし験しありけりと
　　いひし人あり志賀直哉なり」

というもので、若林勲作歌、野村章恒書とあった。先生はその頃喜寿を迎えられるお年であっただろうか。先生の心境がうかがえるような気がして、いまでも私の書斎の壁に掲げてある。

高良武久先生を偲ぶ

平成八年五月のある日、私はアメリカ東部の小都市ハーシーに留学中の娘一家と過ごしていた。その日の夕方、大学の研究室にいた娘の夫が、インターネットで知ったという高良先生の訃報を知らせてくれた。この時私ははじめて先生のご逝去を知ったのであ

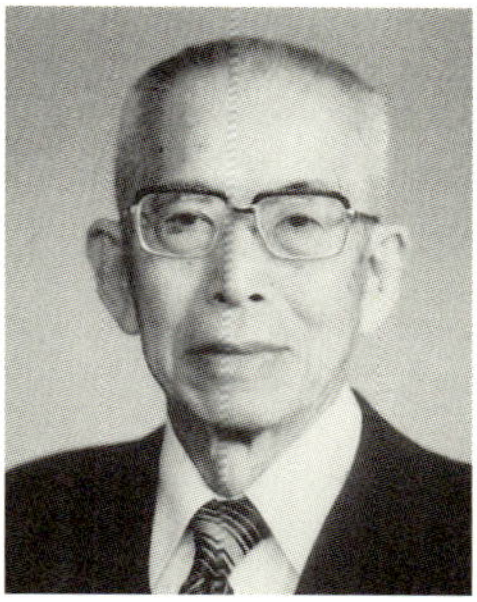
高良武久先生

る。さっそく東京の慈恵医大の精神科に国際電話を掛けたところ（日本時間で朝九時頃だっただろうか）、運よく教室のY先生がいたのでご葬儀の件などを依頼することができた。この少し前の四月末、先生が体調を崩されて慈恵の病院に入院された時、すぐにお見舞いに伺ったが、ちょうど病室を移られた後とかで、お疲れのせいかうとうとされていた。そのとき「僕はもう九十七歳だから体のあちこちが痛んでいてね」とおっしゃった。あまり長居してはと思い、しばらくお話しをして失礼した。私が慈恵に在職していた頃も先生は何度か熱を出されて入院されたことがあったが、その都度元気になられていたので、今度も良くなられるだろうと思いつつ、一抹の不安はあったが予定通りアメリカに出掛けていたのである。今にしてみると、あのとき短い時間ではあったがお会いできて、本当に良かったと思う。

私は慈恵医大卒業後、クラスメートの何人かと一緒に東大病院でインターンをやった関係でそのまま東大の精神科に入局したため、母校の教室で高良先生のご指導を受ける機会を逸した。学生時代にはじめてお見受けした先生は口髭を蓄え、丸い眼鏡を光らせた痩身の鋭い感じの教授で、近寄り難《がた》い気持ちがした。もっともこれは講義やポリクリ（病院実習）の折でのちょっとした印象なので、親しく先生と接していた教室の人はまた別の印象を持っていたかも知れない。しかし、先生の講義はユーモラスで面白かった。試験にはヤマがあって、森田療法か神経質症に関することが必ず出題されるので点を取りやすかったように思う。

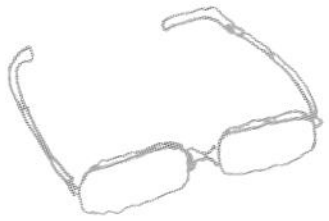

昭和五十四年四月、私は慈恵医大に赴任することになり、ご挨拶のため先生のおられる高良興生院に伺った。私が自己紹介のつもりで、慈恵関連の精神科病院での親睦ゴルフ会で先生と一、二度お会いしたことを話題にすると、開口一番、「あなたがゴルフが下手だったということはよく覚えているよ」とさっそく先生一流の皮肉をとばされてしまった。私の差し出した名刺を見ながら「内村（祐之）教授の門下だそうだが、森田療法の方はどうかね」とおっしゃった。たしかに私は生物学的精神医学の道を歩んできたので、森田療法に関する仕事はなかった。そのことを先生は不安に思われたのであろうと思う。

広々とした書斎兼応接間を眺めながら、ここで多くの名著を書かれたのかなと思い、感慨深い一刻を過ごした。当時、先生は八十歳になられた頃であったが、まことに凛としておられた。何年か後に森田療法に関するある談話を載せた本の中で先生が、「森教授は森田療法にも熱心であるので…」と書いて下さっているのを読み、先生の暖かい思い遣りを感じてようやくほっとしたことを覚えている。

慈恵医大在職中、私なりに森田療法の発展のために努力したが、力不足もあって十分なことが出来なかったのは残念な気がする。幸い先生の優れたお弟子さんやその後継者たちによって、森田療法は近年大いに気を吐き、国際的にも広く知られるようになった。しばらく前までは森田療法というと何となく地味な感じで、先生自身も「どうも森田療法は辛気臭いと思われて若い者に敬遠されるんだね」と笑いながらおっしゃっておられたこともあった。しかし、ご存命の間に今日の盛況をご覧になられて本当に喜ばれたことと思う。

先生の森田療法における偉業については述べるまでもないが、それはまことに「森田の使徒」と呼ぶにふさわしいものであった。尊敬する師、森田正馬の学問と思想とを忠実に継承し、さらにそれを発展させ、また多くの人びとへの普及に生涯を捧げられた。私はいつも、主イエスの教えを受け継ぎ、キリスト教神学の体系を作りあげた使徒パウロの姿を、先生の中にだぶらせて見ていたような気がする。

考えてみると、高良先生は森田先生よりもはるかにご長命でおられ、また森田先生よりも長く森田療法を語ってこられたのである。精神医学の世界を見渡しても、師の学問と思想とをこれほどひたぶるに語り継いできたという例は類まれなのではないか。

いつの頃だったか忘れたが、私の東大時代の恩師内村祐之先生のことを高良先生と語り合ったことがある。その時「内村さんは大変な学者だが、呉（秀三）先生の方が実践的なようだね」と評された。実学を重んじる森田の弟子としての先生らしい言葉だと思った。

精神科医として出立のとき内村先生の薫陶を受け、現役最後の教授時代に高良先生の励ましをいただき、このお二人の偉大な先達の背を見ながら歩んでこられたことを、自分はいましみじみ幸せだったと思っている。

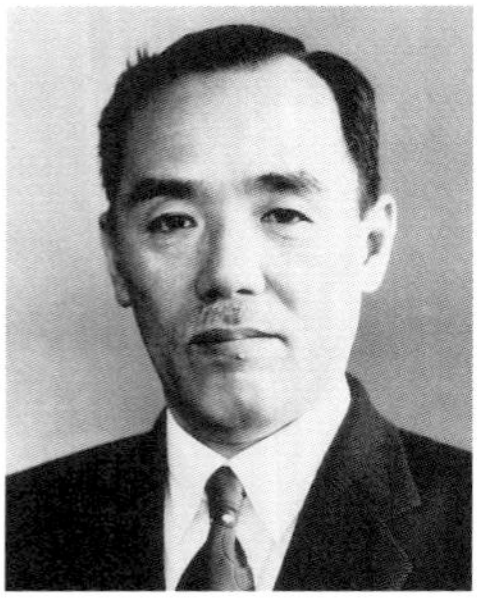
内村祐之先生

恩師内村祐之先生

私は昭和二十八年より三十一年まで、東大の精神医学教室に研究生として在籍した。精神科医としての出発を先生の主宰する伝統ある教室で始める機会を得られたことは、今顧みて大変幸福であったと思う。先生は有名な明治の宗教家、内村鑑三先生のご子息で、わが国を代表する精神医学者であった。大学卒業後、私は精神疾患と脳の働きについての研究をしたいと思い、先生の門を叩いたのである。

当時、学外からの入局希望者に対しては試験があり、私の時はドイツの著名な精神病理学者K・ヤスパースの本と、大脳生理学者J・F・フルトンの前頭葉機能に関する本の一節を訳させられた。無事試験に合格して入局を許可されたが、ある時先生は「僕は

Column

高良武久・森田療法関連資料保存室 ―あるがまま―

西武新宿線下落合駅から歩いて五、六分の所に、精神障害者の方々の就労センター「街」がある。淡いピンクと白とを基調にした三階建の開放的な建物で、ベランダの板

張りが心地よい。建物を囲んで大きな欅《けやき》の木がこんもりと聳《そび》えて、豊かな緑を垂らしている。ここは高良先生が、森田療法の実践の場として開設された診療所のあった所である。欅の木はその入口の門の付近にあった。

いま、センターの建物の二階には高良先生に因《ちな》んで、「高良武久・森田療法関連資料保存室—文庫〝あるがまま〟」が設けられている。ここは高良先生に直接薫陶を受けた森田学派の第三世代ともいうべき弟子たちが中心になって立ち上げたもので、森田、高良両先生にまつわる写真や資料をはじめ、森田療法の形成と発展の歴史が年表になって展示されている。森田療法関係の書籍、雑誌、ビデオなども収集されていて、神経症に悩む人たちや、森田療法を研究しようとする人たちの便宜を図っている。また三階にある研究室では、年に何回か森田療法を中心とした講演や座談会などが開かれ、地域との交流の場となっている。森田療法を学ぶ人たちに身近な原点であるこの場所の灯が、これからも燃え続けることを私は心から願っている。

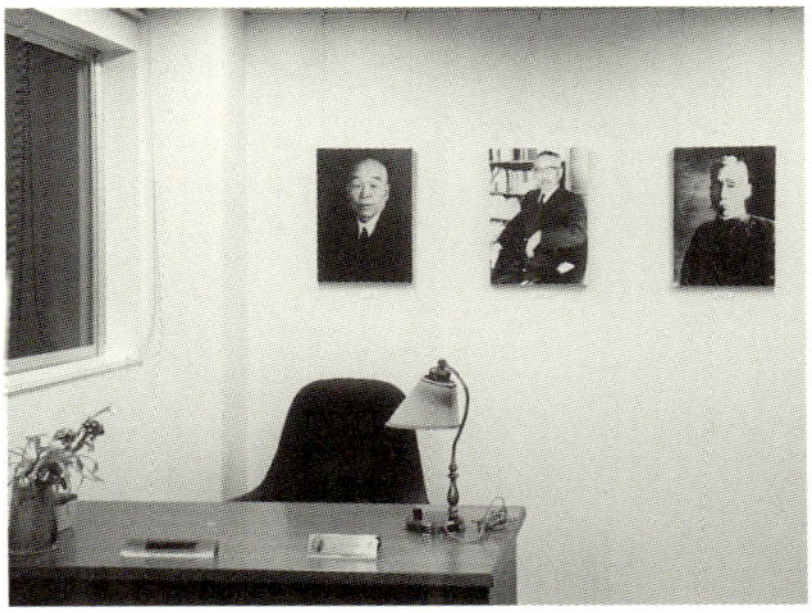

高良武久・森田療法関連資料保存室
壁に右から森田正馬、高良武久、下田光造
各先生の肖像がみえる

東大のユニホームを着ている連中は、皆東大の人だと思うよ」と言う意味のことを言われた。他学から入局した新人たちに引け目を感じさせまいとした配慮だった思われるが、フェアプレーを尊ぶスポーツマンらしい先生の言葉だった。後年、私も教室を預かる立場になったが、この時の先生の言葉をいつも教訓としてきた。先生は、旧制第一高等学校時代の名ピッチャーで、その懸河《けんが》のドロップは早稲田、慶応の強打者をきりきり舞いさせたという伝説がある。

昭和三十年、京都で開かれた日本医学会総会で、先生はてんかんに関する特別講演をされることになった。たまたま私はけいれん発作時に起こる脳の血行障害の動物実験をしていたので、講演用の標本を作るため、毎夜遅くまで実験台の上で脳切片の染色に没頭したことを覚えている。その成果は先生の講演の中に引用していただくことができた。当時の研究に関係して、先生ご自身の恩師であるドイツ、ミュンヘンのW・スピールマイヤー、カナダの著名なてんかん学者W・ペンフィールド、若き日先生と机を並べて研鑽《けんさん》したというドイツの神経病理学者W・ショルツなどの仕事や、また先生のドイツ留学時代の有名なお仕事（てんかん患者にみられる脳の〝アンモン角硬化〟の成因に関する研究）などを知ることができ、私の研究生活のうちで最も充実した日々であったことを懐かしく回想するのである。

先生のアンモン角硬化のお仕事についてはこんなことがあった。私の渡米日記による

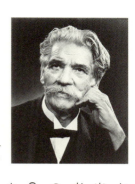

アルベルト・シュワイツアー
（内村先生よりいただく）

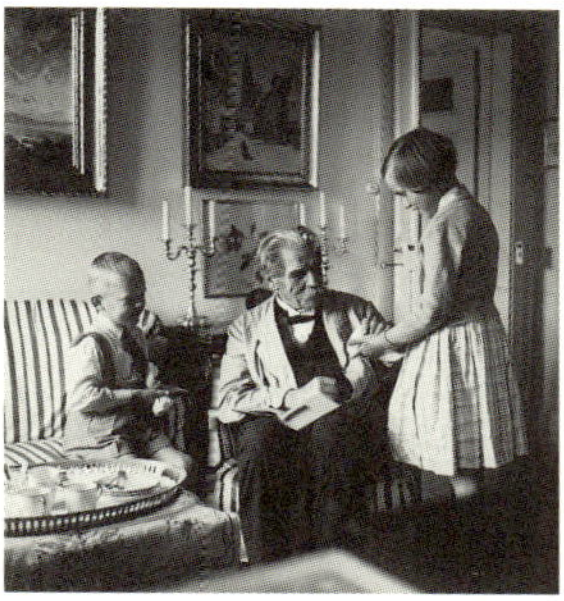
シュワイツアーと秘書
マーチン女史のお子さん
（内村先生よりいただく）

と、一九六四年六月、米国アトランティック・シティで開催された全米神経病理学会に出席した折、昼食時に偶然米国立保健研究所（ＮＩＨ）のカムマーマイヤーという研究者と同席した。私が内村先生の門下であると自己紹介したところ、彼は大変喜び、先生のアンモン角硬化の仕事を神経病理学の古典である（one of classics in neuro-pathology）と絶讃した。この言葉は私の心に深く焼き付き、帰国後先生にお会いする機会があったら、いつかカムマーマイヤーのことをお話ししたいと思いながらついに果たせずじまいになった。

その後先生の名著『わが歩みし精神医学の道』を読み返していたら、先生が一九五六年にＮＩＨを訪問された折に若い研究者が先生を慕って面会を求めてきたことが書かれてあり、この人がカムマーマイヤーであったことを知って、一層残念な気がしてならない。

私が日頃大切にしているものに、先生からいただいたアルベルト・シュワイツアー（と先生は発音されていた）博士の署名入りの二枚の写真がある。一枚は髪も口ひげもふさふさとしたおそらく六十代頃の代表的なシュワイツアーの写真であり、他の一枚はシュワイツアーが秘書マーチン女史のお子さんと談笑している写真である。これは先生が昭和三十一（一九五六）年ヨーロッパ出張の折、シュワイツアーの故郷ギュンスバッハに立ち寄られ、マーチン女史からゆずり受けられたものを、私がシュワイツアーのファンであることをご存知だった先生がお土産に下さったものである。

話しは前後するが、私がシュワイツアーのファンであることが先生に知られたのは、その数年前に米国のライフ誌の記事で、シュワイツアーがゲーテ生誕二〇〇年祭の講演のために米国コロラド州アスペンを旅行した折の、パイプオルガン演奏中の写真（これは芸術性の高いものである）を切り抜いて研究室の壁に掛けておいたのを、ある時偶然先生が入ってこられて「なかなかいい写真だね、君もシュワイツアーファンか」とおっしゃられたことからであると思っている。ともあれ二枚の写真は、今では先生を偲ぶ何よりのよすがとなっている。

島薗安雄先生

島薗安雄先生は、精神科医として最高峰を究《きわ》められたお一人で、東大精神医学教室内村祐之先生の門下である。後に金沢大学、東京医科歯科大学の教授、国立精神・神経センター総長などを歴任された。先生を慕うお弟子さんは数多いが、私もその末席を汚す一人である。

振り返ってみると、先生とはじめてお会いしたのは、私が慈恵医大を出て東大精神科の門を叩いた時で、その当時先生は医局長をされていたので、入局に際し大変お世話になった。私は入局試験の後の身体検査でたまたま胸に陰影（結核）のあることが分かり、入局を一年間延ばしていただいたが、このことも島薗先生のご配慮によるもので、そのおかげで翌年無事に入局することができたのである。

東大に入局して間もなく、私は教室の田椽修治先生にてんかんの臨床を、島薗先生に

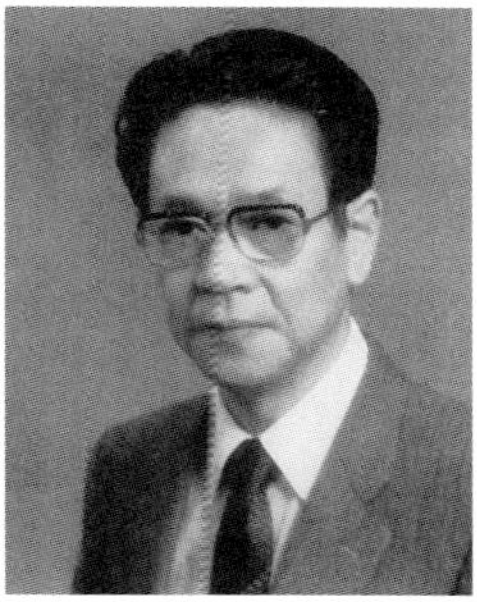
島薗安雄先生

は脳波を教えていただいた。学位論文のための実験も直接先生に指導していただいたものである。共同研究者の野口拓郎先生（のちに埼玉医科大学教授）と、日曜日毎にけいれん時の猫の脳波を記録したが、几帳面な先生はいつも夜遅くまで私たちに付き合って脳波所見を見て下さった。ウィークデーは忙しくてまとまった時間が取れないので、日曜日に実験をしていただいたわけだが、せっかくの先生のお休みの日を潰してしまい、申しわけない気持ちがしていた。

おかげで無事研究も終わり、論文を書いて学位を頂くことができたので、ある日野口先生とそろって先生のお宅にお礼にうかがった。先生にとって最初の頃の学位指導であったのだろうか、大変喜んで下さった。その折、奥様手作りのお食事をご馳走になったが、お給仕をして下さる奥様のそばで幼いお嬢さんがぴったりとくっついていて、私たち二人の方を見ていたのをかすかに覚えている。もう五十数年も前のセピア色になった懐かしい記憶である。

昭和三十一年九月、私が東大から東邦大学へ講師として赴任する時にも先生からの助言で決心した。その後も関連学会の役員や厚生省・文部省（当時）、日本学術会議の委員など、先生のご推薦によって務めさせていただいた役職は数多く、亡くなられる直前まで何かとお声を掛けて下さった。私が多少なりとも公的活動ができたとすれば、それはひとえに先生のご恩によるものである。

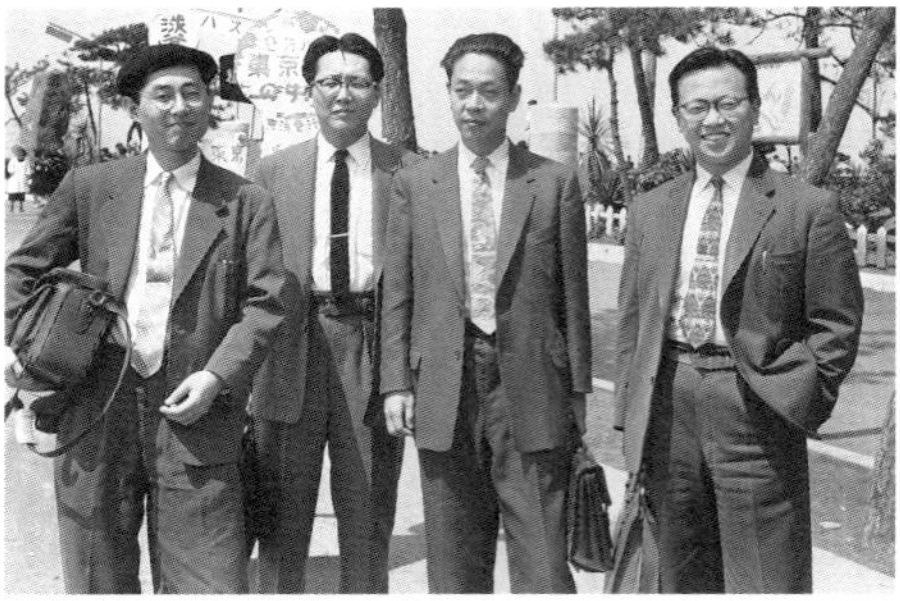

島薗安雄先生を囲んで
右より野口拓郎先生、島薗先生、筆者、大熊輝雄先生（のち国立精神・神経センター総長）

先生との忘れられない思い出は、平成二年九月京都で開催された国際神経薬理学会議のことである。先生は日本代表としてこの会議の組織委員長を務められたが、この会議にはかなり多額の費用がかかるので会費だけでは賄えず、企業などからの援助が必要であった。私も募金委員を仰せつかっていたので、先生のお伴をして銀行や製薬会社をはじめ、多くの企業を訪問した。先生は東大のご出身だけあってこれら一流企業に多くの同窓、知人を持っておられたので、話はいつもスムーズに進み、おかげで目標の募金額を十分に達成することができた。しかし先生はそのために前もってきちんと相手方に連絡をとられ、何事もおろそかにせず、周到に準備されていることを知って、このような先生のお人柄が周囲の人びとに絶大な信頼感、安心感を与えたことを私はあらためて感じたのである。

先生と最後にお会いしたのは、平成八年三月、獨協医科大学宮坂松衛教授の退職記念パーティの折であった。パーティの翌日、宇都宮駅で列車を待つ先生ご夫妻と偶然一緒になった。新幹線の車両も同じだったので、久しぶりで先生の席までお話に行こうかと思ったが、睦まじくしておられるご夫妻の姿を遠くから拝見し、つい遠慮してしまった。しかし考えてみると、先生はその後まもなく闘病生活に入られたのである。あの時何かお話しでもしておけばよかった、と残念な気持ちがしてならない。

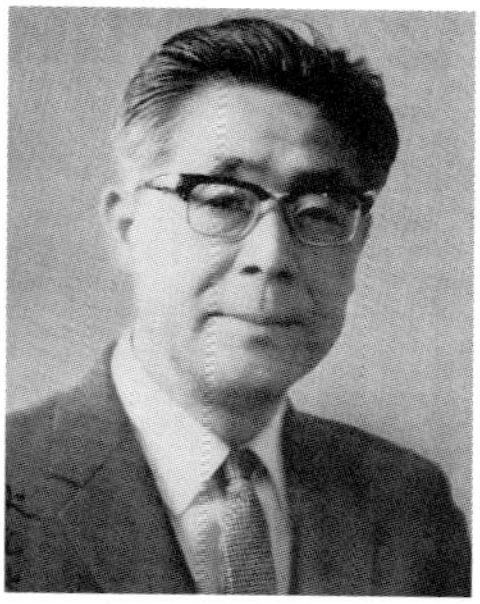
秋元波留夫先生

秋元波留夫先生

私は昭和二十八年に東大精神科に入局し、三十一年に東邦大学に赴任したが、その後も学位論文を仕上げるため三十二年頃まで東大に通って実験を続けていた。その頃医局内で北陸の金沢大学に秋元波留夫という怖い先生がいて、内村教授の後任として東大へ来られるらしいという噂を耳にしていた。実際秋元先生が東大教授になられたのは昭和三十三年のことなので、私が直接教室員としてご指導を受ける機会はなかった。

しかし、私にとって忘れ難い思い出は、米国留学中の昭和三十九年頃、先生から突然お便りが届き、心暖まる励ましの言葉をいただいたことである。かつて東大精神科に在籍したことがあるとはいえ、一留学生に過ぎない私が東大教授である先生からお便りをいただくのはまさに青天の霹靂で、感激すると同時に、先生の気さくな優しい一面に触れる想いがして、怖いという先生のイメージがすっかり変わったことを覚えている。

昭和四十年、米国留学から帰ると先生に呼ばれて、東大精神科の集談会で留学中の仕事の報告をした。それはマウスにＧＴＧという物質を注射することによって生じる肥満に関する研究で、患者さんが服用する抗精神病薬によっておこる肥満や高血糖とも一脈相通じるものであった。この仕事の一部は、後になって先生の還暦記念論文集に載せていただくことができた。

もう一つの思い出は、確か、いつかのてんかん学会の折だったと記憶しているが、てんかんについて先生が厳しくおっしゃられたことである。当時私は先生の後、何代目かの日本精神神経学会理事長を仰せ付かっていたが、「精神神経学会もてんかんのことを忘れてはいけない。てんかんは精神科医にとっても大切な疾患なんだよ」という主旨のお話しであった。その頃は学会が混乱していて学術発表も低調であったことへの批判と、精神科医のてんかん離れを心配されてのことだと思うが、てんかんの研究とてんかんの患者さんに注がれた先生の情熱とを顧みるたびに、今更ながら先生の言葉の重さを感じるのである。

昭和五十八年十二月、慈恵医大精神科が森田正馬によって開講されてから八十周年を迎えるので、私は記念講演を秋元先生にお願いすることにした。先生なら深く広い視野に立って、新鮮なインパクトを私どもの教室に与えて下さると信じたからである。先生は精神科の伝統を踏まえて「森田正馬と日本精神医学」と題して話しをされたが、最後に森田療法の理念が精神科病院や地域のリハビリテーションの中に浸透発展していくことを期待すると結ばれたのは、精神障害者の社会復帰を生涯のテーマとされた先生らしい、ユニークな視点であった。

先生は白寿を過ぎてなお若々しく、前向きに明晰な頭脳で会議を取り仕切り、挨拶や講演のため度々壇上に立たれたが、そのお姿にはいつも元気づけられたものである。晩年になられても毎年のように大きな本を出版されたが、とくに一、〇〇〇頁を超える『実践精神医学講義』や八〇〇頁にも及ぶ『刑事精神鑑定講義』はまさに圧巻という他はない。

ただ、私自身にとっては先生の訳されたシュワイツアーの『イエスの精神医学的考察―正しい理解のために―』という一冊が嬉しい。この書の巻末に先生は「アルベルト・シュワイツアーと内村祐之」という一文を寄せ、その中で先生ご自身の恩師でもある内村先生のことを懐かしく回想しておられる。秋元先生のお人柄が偲ばれて感銘深い文章となっている。

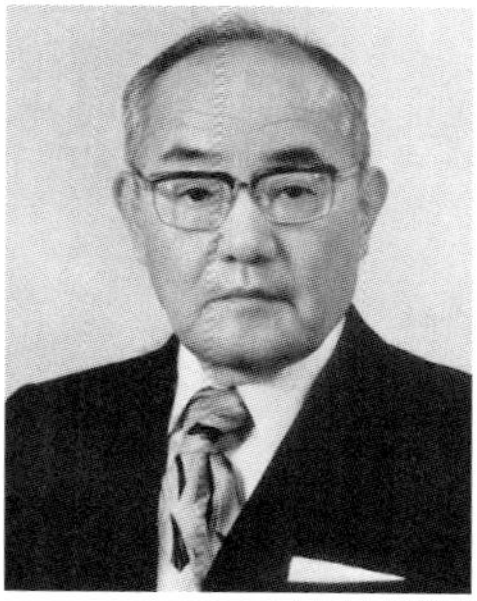

新井尚賢先生

新井尚賢先生に学んだこと

新井尚賢先生は私が東邦大学在任中の恩師で、昭和三十一年秋からほぼ二十年にわたってご指導を受けた。先生から教えていただいたことは、精神科臨床の手ほどきから始まって限りないが、その中でも最も印象に残っているのは、精神鑑定とアルコール中毒の研究とである。精神鑑定もアルコール中毒もそれまでの私の専門分野ではなかったので、非常に新鮮な感じを持った。それに何よりも最初からこの領域について正統的なご指導を受けたことは、考えてみると大変有難いことであった。このことは後々までこの領域に関して自信を持つことができた原因である。在任中何回か先生の鑑定の際の助手を務めたが、それによって精神鑑定の実際を習い、また先生の書かれた鑑定書を熟読させていただいて、その書式などを覚えたものである。助手を務めた鑑定例の中には脳に障害を持つものがあったが、当時の気脳撮影や脳波検査で何か所見のある時には先生から意見を聞かれたこともあった。脳手術後や脳に大きな透明中隔嚢胞のあった例などが思い出される。先生は司法精神医学の領域では日本の第一人者でおられたので、鑑定では殺人や放火など重い犯行を犯した難しい例が多かったが、それはとてもよい勉強になった。

アルコール中毒の研究も、先生から紹介していただいた酩酊犯罪の精神鑑定を手がけたのがきっかけであった。その頃、酩酊犯罪の鑑定例が非常に多く、東邦の精神科教室では盛んに飲酒時の血中アルコール濃度の測定が行われていた。私は先生のおすすめもあって、アルコールの血中濃度と脳波変化との関係を、当時臨床的に利用されはじめていたウォルター型脳波分析装置を用いて検討した。先生は脳波にも大変精通されていたので、その後も飲酒時の睡眠脳波やアルコール中毒の経過と脳波所見との関係など、多

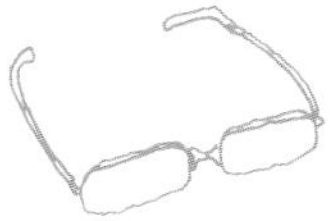

Column

西井烈先生のこと

西井烈先生は慈恵のご出身で、私の大先輩にあたる。初めて先生にお会いしたのは、私が東大から東邦大に赴任した昭和三十一年秋のことで、当時先生は東邦の病理学教授

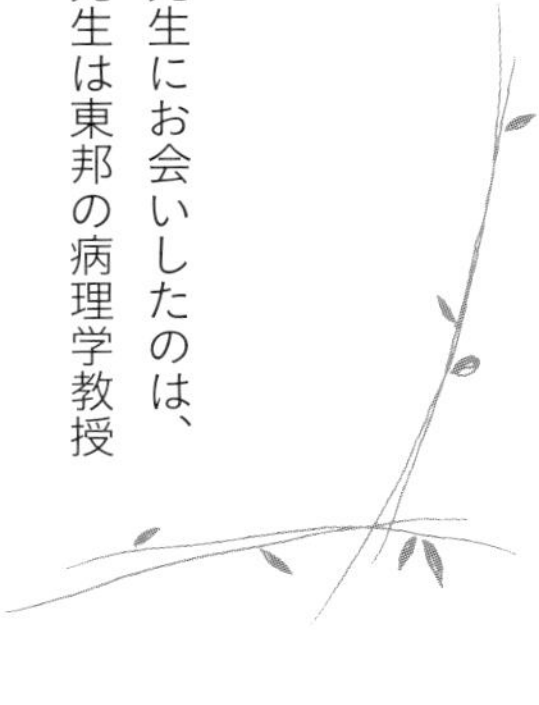

をしておられた。そのとき私を先生に紹介して下さったのは新井尚賢教授で、そこでのお話で週一日、先生の開設されていた精神科病院のお手伝いをさせていただくことになった。病院には東邦から来られていた内科の先生と、病院の敷地内に住んでおられた精神科の先生とがいて、ともに女医さんが勤めていた。当時は今と違って精神科病院ものんびりした時代だったので、ひとしきり病棟を回って患者さんの診察が終わると、その後は時折来院されていた西井先生とよもやま話をさせていただくのが一番の楽しみで、その内容は先生のお好きな日本の歴史の話や先生の松沢病院時代のことなどであった。

先生は病理学者であるが、チューリッヒ、ウィーンなど、ヨーロッパ滞在中、神経研究所でも学ばれ、帰国後に精神科病院を開設された。精神科の臨床の勉強は松沢病院でされたのだと思う。昭和五年五月、ドイツの精神科医ワイガント教授が来日したときの松沢病院での歓迎会の写真には、呉秀三院長や慈恵から来ていた野村章恒先生などと一緒に先生のお姿がみられる。多分、ヨーロッパ留学から帰られてまもなくの頃だと思われる。先生はご長命で九十五歳の天寿を全うされた。私が慈恵医大の教授になる頃まで本当に長い間公私にわたってご指導いただいた、忘れることのできない恩師なのである。

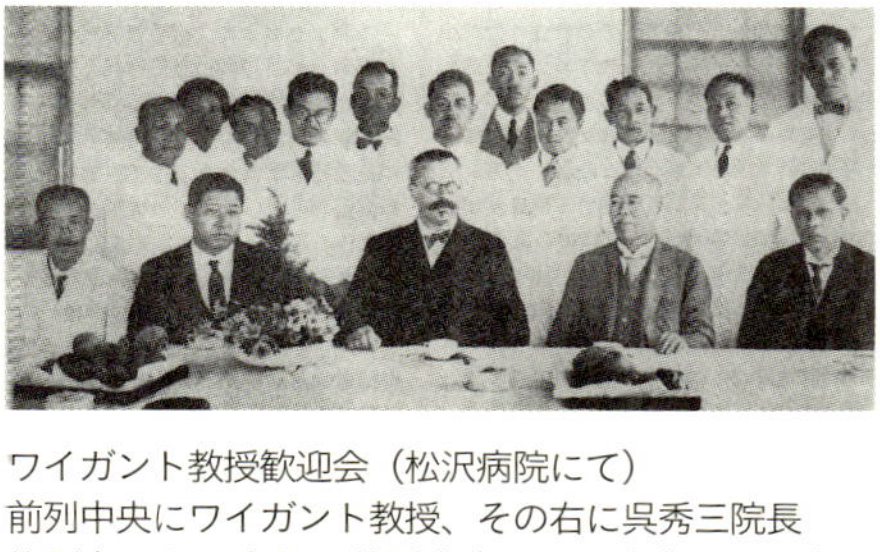

ワイガント教授歓迎会（松沢病院にて）
前列中央にワイガント教授、その右に呉秀三院長
後列左から４人目西井烈先生、同じく右から３人目
野村章恒先生
—「呉秀三先生生誕百年記念誌（昭和 40 年）」より—

くの研究を続けることができた。私はアルコール中毒の進行につれて脳波検査で徐波を中心とする異常が目立ってくるので、アルコールが直接脳に障害を及ぼすと考えたが、先生はあまり賛成されなかった。若かった私の考えは単純だったのかも知れない。

私が慈恵医大に移ってからは、残念なことに、精神鑑定やアルコールの仕事とは次第に疎遠になってしまった。しかし、今でも精神鑑定やアルコール中毒に関する論文を読むと何かしら懐かしいものを感じるのは、きっと先生の思い出に繋がっているからだと思う。

第5章

外国の旅から

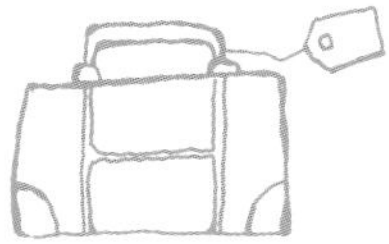

コペンハーゲン　北欧の家

一九八〇年九月上旬、アンカレッジ経由で北欧コペンハーゲンの空港に着いた。アンカレッジでは薄い日差しと、留学以来久しぶりに懐かしいアメリカの匂いを感じた。空港に迎えに来てくれたホテルのリムジンドライバーは、がっちりした体格の女性だった。まだ日本では働く女性ドライバーの姿は少なかったので、きびきびした動作がとても印象的であった。ここはヨーロッパなのだと、あらためて実感した。

コペンハーゲンに来たのは、一昨年に引き続き国際てんかん学会に出席するためであった。ヨーロッパの学会では、開会式によく歴史的な建物が使われるが、今回も夜のレセプションが行われた市庁舎のホールは、中世期風の古いがっちりした造りで、画一的なビルが立ち並ぶ日本の風景と比べ感動的なものがあった。

コペンハーゲンは尖塔の聳《そび》える美しい町である。落ち着いた街並みがとてもよい。学会の合間にストロイエ通りを散策した。家々の窓に置かれた深く鮮やかな色の花、飾りのあるテラス、すらりと背の高い金髪の男女など、北欧の香りが漂っていた。こちらの人がよくするように、小さなリンゴを丸齧《かじ》りしながら道を歩いてみた。通りの中ほどのショップで刺繍のレース飾りと、娘たちのために名物の厚手の毛糸のセーター三枚を購入したが、セーターは嵩張《かさば》って、帰国時トランクに詰め込むのに苦労した。

学会期間中の一日、同行の諸君とコペンハーゲン中央駅からＤＳＢ鉄道のファーストクラスに乗り、デンマーク北部の町オデンセに小旅行を試みた。オデンセは、有名な童話作家アンデルセンの生まれた所である。白壁にレンガ造りの屋根、広々とした家と石畳の舗道をぶらぶらと歩きながら、遠いヨーロッパの歴史を考えた。ここには、精神疾患の遺伝研究で世界的に知られた大学がある。北欧は一般に遺伝学的にすぐれた仕事が多い。昼食は、林の中にあった茅葺き屋根の小さなレストランでとったが、なかなか風情があってよかった。帰り道、激しい雨に見舞われ、道路沿いの大きな樹の下でしばしの雨宿りとなったが、傘を持参しなかったので半身ずぶ濡れになってしまった。

この付近にはお城が多い。コペンハーゲンにはローゼンポール城、マリエンボール城があり、少し離れてクロンボー城などがある。

ある日、クロンボー城を訪ね、その広い中庭に佇んでいると、遠い過去の幻がまつわりついてくるように思えた。それは恐ろしい歴史でもある。この城の地下にはその昔、生涯日の目を見ることのない多数の奴隷たちを収容する地下牢が残っていた。

季節はまだ九月上旬だというのに、この町にある美しいチボリ公園はそろそろ閉館の時期だという。そういえば今回の旅行中は肌寒く、日本の三月頃の陽気であった。そのせいか、何となく風邪気味の日が続いていた。これからは日増しに寒さが増して、北欧には長い冬の足音が近づいてくるのだろうと思った。

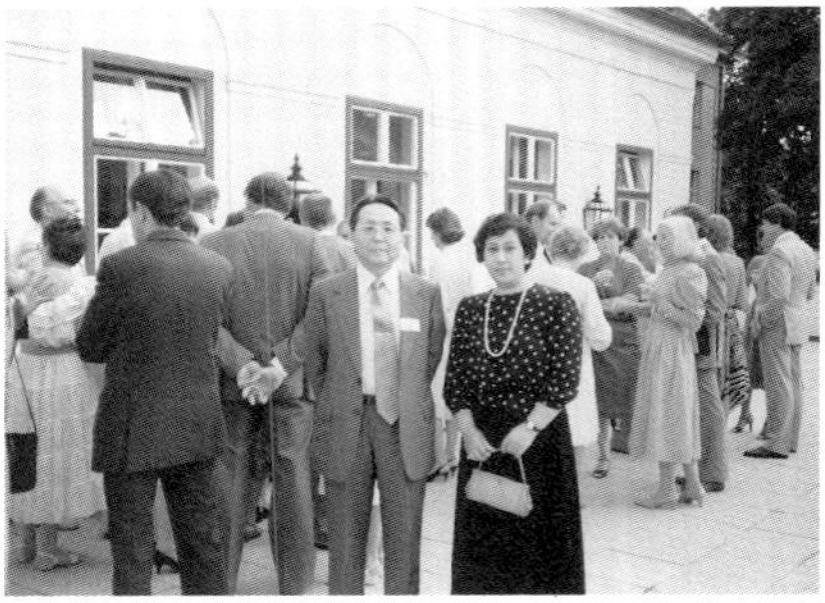
ラクセンブルク城でのシンポジウム

ウィーンの学会

一九八三年七月、六年ぶりに開かれた世界精神医学会に出席するためオーストリアの古都ウィーンに向った。いうまでもなくウィーンはさまざまなヨーロッパの歴史の舞台となった街として知られているが、精神医学史の上でも著名な学者を数多く輩出したところである。その中でも進行麻痺（梅毒の感染による精神病で今ではほとんど見られない）に対するマラリア療法でノーベル賞を授与された、ウィーン大学教授のワグナー・フォン・ヤウレグや、精神分析学の創始者で人の心の奥深くに潜む「無意識」の働きを発見したジークムント・フロイトは双璧といえよう。まさにウィーンは世界精神医学会を開催するのに相応しい土地柄なのである。

学会の始まる前日、抗うつ薬に関するサテライト・シンポジウムがウィーンの森のバーデンに近い美しいラクセンブルク城の中で開かれた。ここは楽聖ベートーベンゆかりの土地でもあるが、夜のバンケットの折に演奏されたウィンナ・ワルツはさすがに本場だけあって聴きごたえのある素晴らしいものだった。いろいろな国からの出席者も、この曲に合わせて思い思いに輪を作って踊っていた。同伴した妻もすっかりウィーンが気に入ってしまった。

初めて見るウィーンの街は印象深く、学会の合間を縫ってシェーンブルン宮殿やホフブルグ宮殿など、かつてのハプスブルグ家の栄光を目のあたりにする華麗な建物を見て

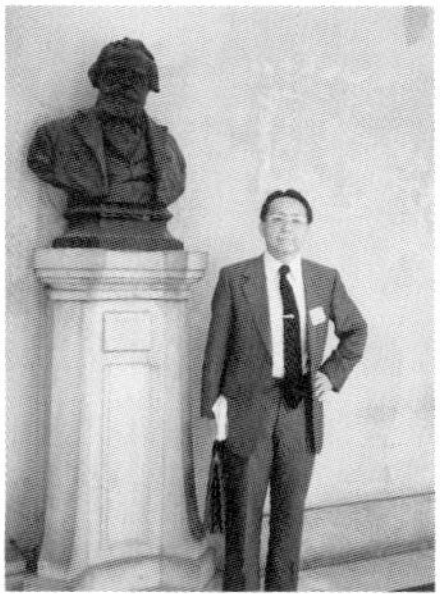

回廊を囲む歴代教授の胸像（ウイーン大学）

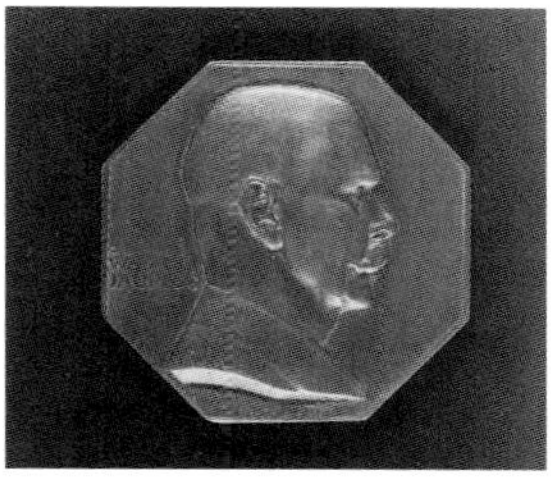

ワグナー・フォン・ヤウレグ記念メダル

回った。広場（プラータ）にも行って、当時映画「第三の男」で一躍有名になった大観覧車に乗ってみようと思ったが、私は高所恐怖症の傾向があるので断念した。夜は参加者一同郊外のホイリゲに集まり、新しいこの年のワインを皆で心ゆくまで味わった。ワインはおいしく、楽しい一刻だった。

ある日の午後、ウィーン大学医学部を訪れた。ここは今回の会議場の一つにもなっていたが、古い建物の回廊や階段を上り下りしているうちに、何となく母校慈恵医大を思い出したのは、歴史と伝統の持つ共通の佇まいのせいであろうか。中庭を囲んだ回廊には、この大学の歴代の教授たちの胸像が立ち並んでいた。しばらく目で追っていくとその中にはロキタンスキー、ノートナーゲル、エコノモ、マイネルト、クラフト・エビングなど、かつては医大生でも知っていた懐かしい名前を見つけることができた。ワグナー・フォン・ヤウレッグやフロイトのものもあった（フロイトの胸像はなぜか少し小さかった）。

会議場へ通うのに大変便利なので、毎日のように地下鉄（ループ）に乗った。ループはウィーンの旧市街をぐるりと環状に取りまいている。ここはむかし、東京の山手線を建築する時の手本になったとのことであるが、そういえばどこかしら似た面影を残しているのは興味深かった。ただ、乗ってみると日本の車内のような喧騒さはない。車掌のアナウンスも次の駅名をぽつんというだけである。「シェーンブルン」という駅の発音がとくに美しく聞こえた。私たちはその駅の近くに宿をとっていたのである。

連日、ウィーンは大変な暑さだったが、学会のほうは無事に終わり、はからずも私は会長のウィーン大学精神科のベルナー教授より世界精神医学会の名誉会員に推薦され、ワグナー・フォン・ヤウレグ記念メダルを戴いた。私にとってこのウィーンの学会は生涯忘れ難い良い思い出となったのである。

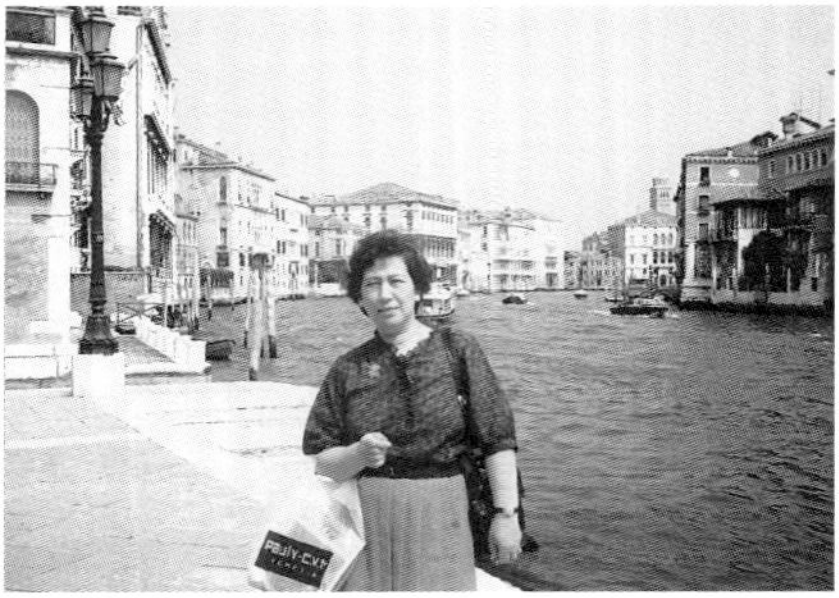

ベネツィア

イタリアを訪ねて

一九八四年六月、国際学会出席をかねて妻ともども二週間ほどイタリアの二、三の都市を訪ねた。イタリアは初めてであったので、何かと期待に胸が膨らんでいた。

ローマに着いてまず驚いたのは、ここは地下を掘るとすぐ何かの遺跡にぶつかるので、なかなか地下鉄を造ることができないと聞かされた時である。確かに遺跡の中に街が建っているようなもので、古代ローマと現代のローマとが実に自然に向かい合っている。それでいて少しも不調和を感じさせないところが何とも不思議だった。どこまでが古代のものでどこからが最近のものか、ちょっと区別がつかないところがある。

有名な帝政ローマ時代の屋外劇場(コロシアム)に行く途中に城壁のような古い建物があって、中に人が住んでいるようなので案内の人に聞いてみると、実は昔、ミケランジェロが設計した建物であると知り、一瞬信じられないような気がした。日本では到底考えられないことで、さしづめ名古屋城や大阪城をマンションにして住んでいるようなものだと思った。何か勿体ないような気もするが、使用している方がかえって建物が傷

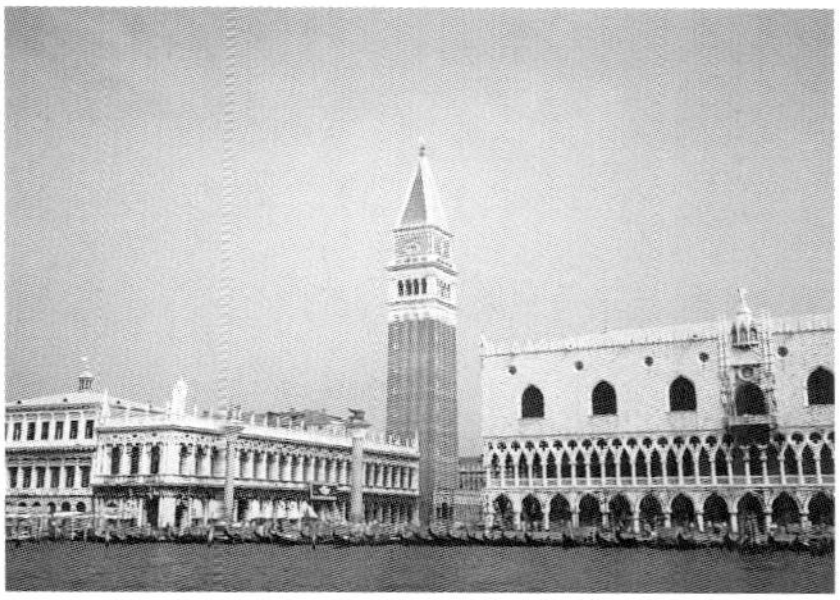

ベネツィア
サン・マルコ広場

まないことを知っているのかもしれない。

このように昔の建物が今でも巧みに利用されていることには驚かされる。かつての王宮など立派な建物もその内部が改造されて、有名ブランドの店が並び、華やかな雰囲気が周囲に一種独特の趣を醸し出していた。こんな光景は、フィレンツェのような中世期のたたずまいの残る街の一角でも見られたし、あの水の都ベネツィアのサン・マルコ広場に面した大理石造りの宮殿の回廊に並ぶ美しい店にも見られた。

このような古い建物の中には、一世紀以上にわたって建築されたものがあるという。こんな話を聞くと、気の短い私たち日本人は、その息の長さにただ感嘆する他はない。十六世紀、十七世紀の建物をちゃっかりとうまく利用している今のイタリア人は、その後どんな建物を建てたのだろうかと想いをめぐらせてみる。それにしても、ローマはもとよりフィレンツェ、ベネツィア、ナポリなど、比類なく美しい都市を建設したイタリア人はやはり魅力的な民族である。

まだ薄暗い夜明けのサン・マルコ広場にきらめく紫色のベネチアングラスの街灯の光や、フィレンツェの夜の深い濃紺の空の色が、まばたく星とともに今でも鮮やかによみがえってくるのである。

ヨーロッパの夏

八月末ともなればヨーロッパは涼しいと聞いていたが、それにしてもロンドンはひどく寒かった。三年前の一九八三年夏のウィーン旅行の折の猛暑の記憶が頭にこびりついていたためか、その印象に引きずられてすっかり判断を誤ってしまった。長袖の下着を持参しなかったのが大変悔やまれた。同行した次女に付き合って、夕方遅くまで肌寒いオックスフォード通りのレコード・ショップを歩き回り、夜は同僚の諸君とテムズ河に臨んだ船内のパブでビターを飲んだりしたが、その帰りがまた寒くて、すっかり風邪をひいてしまったらしい。

強い倦怠感と熱のせいで目の前の景色が黄色っぽく見えるのを我慢しながら、旅行のスケジュールのままに船でドーバー海峡を渡りブルージュに着いた。ここは最近とみに新婚旅行のカップルに人気の出てきた所らしい。古い中世の建物群と遠い日のロマンを誘うような教会の鐘の音、それに実にさまざまな花の香り。娘はここがすっかり気に入ってレースの買い物などをしていたが、私の方は体の節々がひどく痛んで腰が抜けそうな感じだった。

ブルージュからブリュッセルを回り、鉄道でパリに着いた。パリは娘がどうしても見たいというので、学会の始まる前にちょっと立ち寄ることにしたのである。パリからいよいよ学会開催地のハンブルグに向ったが、不運にも空港のストライキに巻き込まれてしまった。同行のO君が小銭を片手にあちこち電話を掛けて情報を集めてくれたが、結局待つ以外にはないと分かりがっかりした。大分遅れたがそれでも何とかハンブルグに着くことができたのは幸いだった。しかしスーツケースのほうは別の便に乗せられたらしく、見当たらない。空港で尋ねると一、二日は着かないだろうと言われ、不安のままハンブルグの一夜を過ごすことになった。パジャマもないし、航空会社が用意してくれた化粧道具はあるが何だか使う気になれない。娘の方はもっと困った様子だった。

さらに悪いことに、ハンブルグではまたまた異常な寒さに見舞われた。ホテルに着くと間《ま》もなく雪の降るすさまじい天候となり、窓から外を見ると、高く聳《そび》える尖塔の背景は暗くどんよりとした冬の空を思わせた。しばし忘れかけていたロンドン風邪が再発してしまい、学会期間中ずっと気分は良くなかった。それでも研究発表は何とか無事済ませることができた。帰国の前日には、ハンブルグにもちょっぴり夏の日差しが戻ってきたのでほっとした感じになり、娘と二人でアルスター湖を眺めながらアイスクリームを食べたことを憶えている。

今回の旅行では、ヨーロッパの夏は寒いとの印象がこびりついてしまったようである。この次、ヨーロッパに行く機会があったらどんな支度をしていったらよいのだろうか。

シアトルの学会・雨と風

一九八六年十一月中旬、米国脳波学会が西海岸のシアトルで開かれるのを機に、留学以来二十年ぶりにアメリカ大陸の土を踏んだ。今回は学会創立四十周年の記念の会ということで、米国てんかん学会とジョイントして行われた。私自身は若い頃、研究者とし

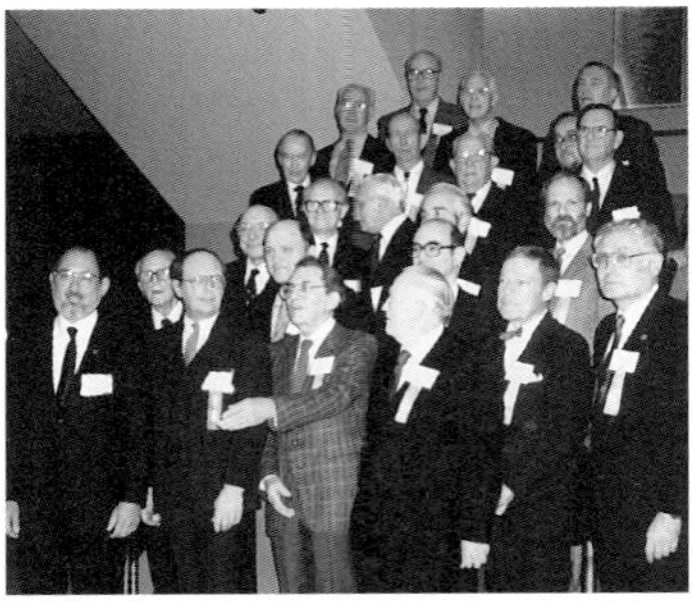
米国脳波学会歴代会長
(ハーバート・ジャスパーの顔もみえる)

ての出発を脳波学やてんかんの研究で始めたので、その当時、すなわち一九五〇年代の米国、カナダにおける脳波学の勃興期の熱気に包まれた雰囲気が懐かしく、今度の学会出席もその郷愁を癒したいという想いが目的の一つであった。

学会場のシェラトン・ホテルの二階ロビーには歴代会長の写真がずらりと展示されていたが、その中には著書などで馴染みのある顔も何人か見られた。それにしても、第二次世界大戦後まもなくの一九四七年の第一回からこの四十年間、会長を務めた方々の多くがまだ健在であるのには驚いた。最終日の席上で、第一回、第二回と続けて会長を務めたカナダのハーバート・ジャスパー教授が冒頭の挨拶に立ったが、脳波学の歴史において誰一人知らぬものはないこの高名な先達を讃え、挨拶が終わるや否や、出席者全員が立ち上がって惜しみない拍手を送り、敬意を表していたのは感動的であった。

学会の方は大変楽しかったが、シアトルは猛烈に寒く、その上雨と風にたたられ通しであった。ここは冷たい雨が名物だとは聞いていたが、海から吹きつけてくる強い風に乗って走る雨足の中、坂道の多い街を歩くのは一苦労だった。出発の前からやや風邪気味ではあったが、この雨と風にやられてすっかり風邪を悪化させてしまい、その後連日、熱と咳に悩まされた。幸い娘が同行していてくれたので大変心強かった。シアトルの街はダウンタウンもさして広くなく、買い物や見物などをするには便利なので、学会の合間に無理して見て回ったのがよくなかったのかもしれない。

本来、学会はその土地で一番良い季節に開催されるのが通例だが、その点では今回の学会は季節はずれだったようだ。

ミュンヘンとハイデルベルク

一九八八年八月中旬、ドイツ南部の大都市ミュンヘンで国際神経精神薬理学会が開かれた。その二年後は日本で開催される予定になっていたので、本部との事務的な打ち合わせも兼ねて出席することにした。実は一ヵ月前の七月中旬に腹部の小手術をし、生まれてはじめて数日間の入院を経験した後だったので海外旅行は多少不安があったが、できるだけ手荷物を軽くして成田空港を飛び立った。

学会はルードヴィヒ・マクシミリアン大学（ミュンヘン大学）の本部建物で行われ、西ドイツ、米国についで日本から三〇〇名を超す参加者があり、きわめて盛会であった。会議最初の二、三日は当地としても数年ぶりの暑さとのことで、街の中には上半身裸の若者の姿も見られた。学会の期間中にミュンヘン大学精神科病棟やマックス・プランク研究所（ドイツ精神医学研究所）を見学するツアーが組まれていた。ここは二十世紀初頭、近代精神医学の父といわれるエミール・クレペリンが主宰していたところで、日本の精神医学の黎明期にわが国からも数多くの精神科医が留学した縁の深い教室である。ツアー見学に行った同僚の話では、精神科病棟はクレペリン在任時代そのままに残され、昨今、認知症の代表として一般にその名が知られるようになったアルツハイマー病を発見したアロイス・アルツハイマーが当時使用していた顕微鏡なども供覧されてい

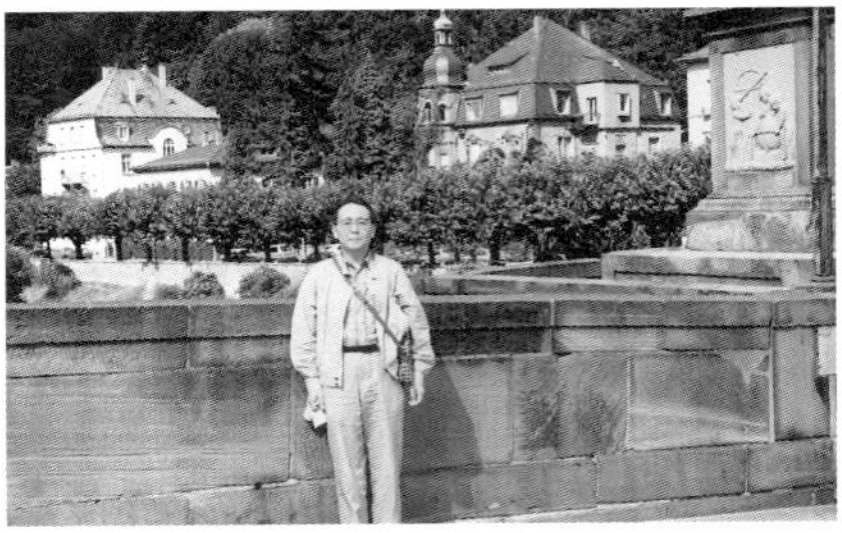

ネッカー河畔にて

たとのことであった。ちなみにアルツハイマーもクレペリン門下の一人である。

私自身はとうとう時間がとれなくて遂にその機を逃し、大変残念だったが、学会の展示場で今回の学会の会長を務めたミュンヘン大学のヒップス教授らの編集した、クレペリンの『回想録』（英訳本一九八七）を見つけたのでさっそく購入して帰った。この本の中には一九〇四年新築当時の精神科病棟やクレペリンの回診風景などの写真が数多く載せられていて、興味深いものがある（その後邦訳も出版された）。

会議のあと街の中で娘に頼まれたマイセンの花柄のティーカップを土産に買った。

ミュンヘンでの学会の後、憧れの地ハイデルベルクに立ち寄った。というのも、その昔、恩師内村祐之先生がドイツ留学時代の思い出としてよく口にされていたのが、ミュンヘン郊外のシュワルツワルト（黒い森）とアルト・ハイデルベルク（古き良きハイデルベルク）であったからである。『アルト・ハイデルベルク』は大学都市ハイデルベルクにはるばると勉強にやって来た皇太子カール・ハインリッヒと宿泊先の娘ケーティとの清純なロマンスを主題にした歌劇である。先生が毎年五月に行われる恒例の新人歓迎会で、よくこの歌劇の中の一節「ときは五月、われらは若い」を引用して、その年精神科に入局してきた若い医師たちを鼓舞しておられたことを思い出す。

町の中央を流れるネッカー河を渡る風はすでにやや冷たかったが、橋の上にたたずんでいると長い間の青春の夢がかなった思いに一瞬めまいに似たものを感じたほどである。町の古い学生酒場の一つ「ゼッペル」に入ると、われわれ観光客に混じって土地の

Column

クレペリン回想録

さきに述べたクレペリンは、ミュンヘン大学から招聘を受けて前任地ハイデルベルクを去るとき、この地の素晴らしい風景を懐しみ、そこで過ごした穏やかな研究の日々を想って去り難い気持ちを次のように述べている。

「南方の爽やかさと、活力を感じさせるこの風光明媚な土地の魅力がどれほど私の活力の源になっていたかを、言葉で言い尽くすことはできない。山の尾根や森閑とした渓谷に沿って歩くと、わが国でもっとも美しい大学都市に住んでいることに感謝の気持ちを抱いた。緑色の岩、ネッカー川渓谷に広がる旧市街、咲き乱れる春の花の絨毯の中で、丘の上に聳《そび》え立つ廃墟古城、秋の気配を感じさせる午後の日差し、やわらかに照らす月の光などに、密やかな喜びを感じた。」

（『クレペリン回想録』影山任佐訳、二〇〇六）

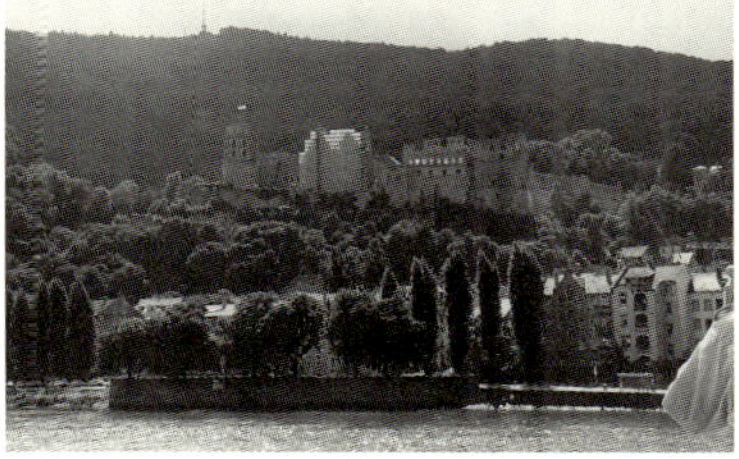

ハイデルベルク城

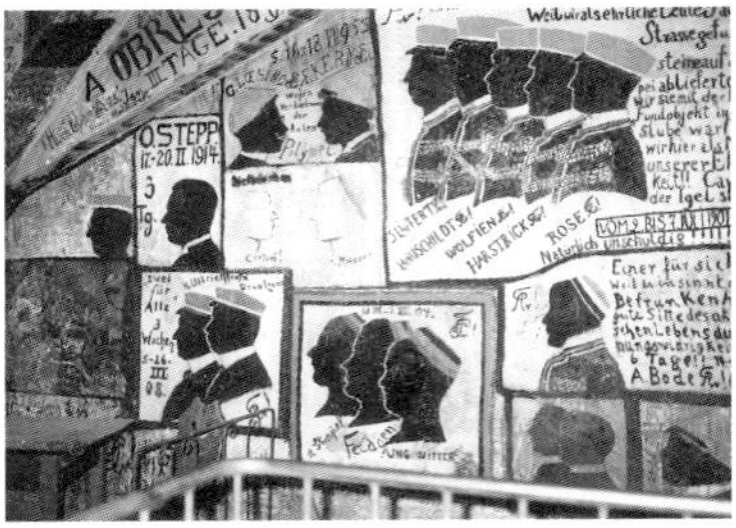

学生酒場「ゴッペル」の落書き

人達も楽しげにビールの大ジョッキを傾けていた。酒場の壁は昔からの学生の落書きで一杯だったが、中には後に出世した学生のものもあるとの話だった。小高い丘の上の古城に登ると、赤い屋根の続く中世期の町並が殊《こと》のほか美しい。ホテルに帰り新聞を読んでいると、この夏もお城の中庭で例年のように歌劇『アルト・ハイデルベルク』が地元の俳優たちの手によって演じられた、と記事に出ていた。

ニースとスペイン旅行

大学を定年退職する前後は何かと用事が多く、海外に出掛ける時間がなかったが、大学を辞めて一年後の一九九二年六月下旬、ニースで開かれる国際神経精神薬理学会に出席することになったので、これを機会に妻と久しぶりにヨーロッパの旅を楽しんだ。ニースの空は連日のように美しく晴れ、宿泊したホテルの部屋のロケーションも良かったので、紺碧の海と白い海岸の織りなす絵のような風景を一日中飽くことなく堪能することができた。ベランダから見下ろすと、さすがは世界の保養地だけあって、色とりどりのファッションで着飾った男女が行き通い、あたかも咲き誇る花を見るようにきれいだった。

学会の事務局から聞いた話では、参加者は約五、〇〇〇人とのことで誠に盛会であった。二年前に京都で同じ学会を開催したときは三、〇〇〇人がやっとであったから、やはりヨーロッパは足の便がよく、日本は彼らから見るとやはり遠い国（far east）なのかもしれないと思った。

会長招待の晩さん会はネグレスコ・ホテルで行われたが、ここは有名なホテルで、宴会場の華麗な雰囲気は心に残った。ただ残念なことに、ニース滞在中ジプシーの子どもたちに狙われ、現金やせっかくのお土産などに被害を受けた人が身近な参加者の中にもかなりいた。私たちも子供に囲まれたが、幸いにして何も盗られずにすんだ。一日は同行の諸君と一緒に大きなリムジンを借り、モナコのカジノや例年カンヌの国際映画祭が行われるホテルなどを見て回った。ドライバーはドイツ人だったが気さくな人で、楽しい会話ができた。


ニースでの学会の後、まだ未知の国スペインに足を延ばし、ちょうどオリンピックの始まる直前のバルセロナを訪れた。オリンピックまでまだ三週間ほどあったので、日本からの観光客も少なく街は案外静かだったが、街路樹の葉蔭には五輪のマークの旗が掲げられ、少しずつ気分は盛り上がっているようにみえた。マラソンのコースとなったモンジックの丘もバスで通ったが、かなり急な坂のように思われた。ニースは物価が高いから買い物はスペインでしたほうが良いと忠告してくれた人がいたが、バルセロナに来てみるとオリンピックを控えてか、あまり物価は安くないようであった。

バルセロナの後、古都マドリッドでは有名なドン・キホーテとサンチョパンサの銅像の立つ広場を見学したが、夕方どきようやく遅い日が落ちて、高い建物の間に暮れなずむ紫色の空が美しく、なぜか遠く故郷の空を思い起こさせるものがあった。ホテルに帰る途中でふと立ち寄った路地裏の小さな店のパエリアの美味しかったことが、今でも印象に残っている。

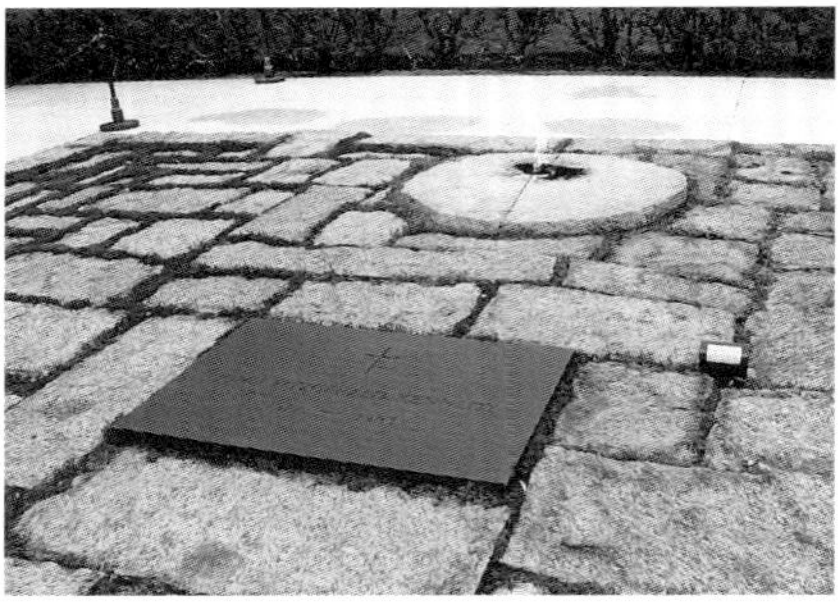

ケネディの墓と永遠の火
(アーリントン墓地)

ワシントンの郊外にて

一九九四年六月下旬、朝早くワシントンのダレス空港に着いた。国際神経精神薬理学会出席のためである。ワシントンは暑く真夏日で、上半身裸で歩いている人も見かけた。ホテルで一休みして、夕方からはポトマック川のディナー・クルーズ(ダンディ・クルーズと呼んでいた)に参加した。食事もアメリカンだがおいしく、夕暮れの空にワシントン・モニュメントの灯が美しかった。クルーズも終りに近づくとディスコのようにダンスが始まり賑やかになった。アメリカ人らしい陽気さがあって面白かった。

ワシントンは米国留学中に一度訪ねたことがあるが、その時は大学の用事で忙しく立ち寄っただけで、市内観光はできなかった。今回は同行の妻や学会出席の友人たち数名で、学会の始まる前日にワシントンの町を見て歩くことにした。アーリントン墓地とケネディ大統領の墓も訪れた。ケネディの墓は思ったより狭かったが、墓石の上には「永遠の火」が明るく燃えていた。ジャクリーン夫人の墓は少し離れた所にあった。私が一九六三年八月にテキサス州ヒューストンに留学してまもなく、ケネディ大統領がダラスで凶弾に倒れる事件が起こり、この折現地からの生々しい映像をテレビで見て強い衝撃を受けた。そのような思い出もあって、一度ゆっくりとケネディの墓を訪れてみたいと

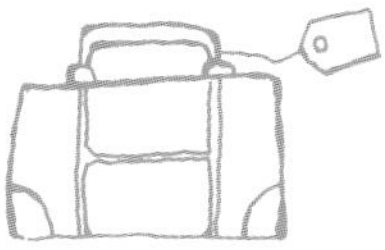

思っていたが、それが三十年ぶりにようやく実現したのである。しばしたたずんで過ぎ去った日のことを想い浮かべながら感慨を新たにした。アーリントン墓地は広くて歩いて回るのが大変だった。その後、リンカーン記念殿堂、ホワイトハウス、国会議事堂などお決まりのコースを見て歩いたが、ホワイトハウスが一八〇〇年に建てられた古いものであることに驚いた。その昔、勝海舟が泊まったというホテルも見ることができた。

昼にはワシントン郊外までドライブし、途中クリントン時代の副大統領だったゴア氏の邸宅などを見たが、その後ちょっとひなびた食堂によって蟹（ブルー・クラブ）をご馳走になった。店に入ってしばらく待っていると、小型バケツ一杯に蟹がゆで上がって出てきたのには驚いた。確かに味はおいしいが小さくて、手でむいて食べるのが大変だった。隣のテーブルに座っていた老婦人は、この店の常連らしく、馴れた手つきでパリパリと殻をむいて食べ、隣の皿に殻がだんだん積まれていく。チラリと私たちの方を見ながら結局全部食べてしまっていたが、私はどうしても食べきれず、結局途中でダウンしてしまった。後日知人にこの時のことを話すと、ブルー・クラブはこの地方の特産の蟹であるとのことだった。こんな小さなことも旅の思い出の一コマとなるものである。

学会も終り帰国する日は、ちょうどその翌日がアメリカ独立記念日だというので街中なんとなく賑やかで、星条旗がやたらに目についた。妻は郊外のジョージタウンが気に入って（確かにここは楽しい町である）、友人の夫人方と何度か買い物に出掛けていた。一歳になったばかりの孫娘への土産もここで買っていた。

アイルランド寸描

一九九五年八月中旬、世界精神保健会議が開かれるのを機に、アイルランドの首都ダブリンを訪れた。何かの用事でもないと、なかなか来る機会のない所だと思ったからである。会議は十六世紀に建てられたこの国最古の大学トリニティ・カレッジの構内で行われた。医師だけではなく、メンタルヘルスに関係するさまざまな職種の人やユーザー達が多数集まり、決して派手ではないが熱気に溢れて楽しい会であった。

開会式の祝辞の中で、アイルランドの女性大統領はこの国のホームレスの問題にも触れ、統計によるとその四割が何らかの精神障害を持っていると述べていたが、たしかにダブリンの街角にも幼な子を抱えた女性のホームレスの姿が時折見受けられた。

アイルランドは長い間にわたって英国（イングランド）の支配下に置かれ、アイルランド共和国として独立を獲得したのはようやく一九四九年のことである。ダブリンにしても名物のギネス・ビールのほかはこれといってめぼしい産業はないようで、まだまだ経済的には苦しい事情がうかがわれた。ダブリンの街角にはいまだアイルランド独立戦争時代の弾痕を残す銀行の建物がある。

しかし、この国は宗教や文芸の領域で香り高い精神風土を持っている。トリニティ・カレッジのロング・ルームといわれる大図書館には、九世紀初頭の、世界でも貴重な福音書の写本である『ケルズの書』が収められているが、扉の部分にはケルト文明との交錯を象徴する美しい絵模様が描かれており、感動深いものである。

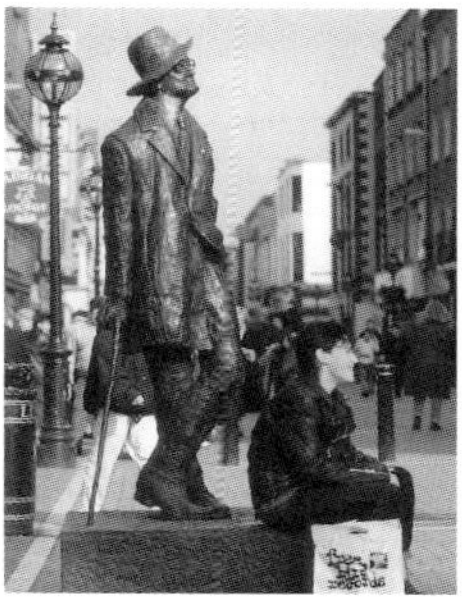
ジェイムズ・ジョイスの銅像
(ダブリンの街角にて)

文芸の面では、オスカー・ワイルド、ジョージ・バーナード・ショウ、ウィリアム・バトラー・イーツ、そしてジェイムズ・ジョイスなど私たちの青春時代に読み耽《ふけ》ったこの国の作家の名前を、町中のあちこちで見つけることができたのも懐かしい気がした。私が泊まっていたホテルのすぐ隣の建物には、ワイルドが若き日に住んでいたことを記したプレートが打ち付けられてあった。また、ある日のこと、ダブリンの小さな広場の一隅にひょろひょろとしたジョイスの銅像を見つけた。帽子をあみだにかぶり、小脇にステッキを抱えた私の好きな例のスタイルである。ジョイスはフランスのマルセル・プルーストと並んで、二十世紀最高の作家といわれている。

ダブリンには、この町が十七世紀後半から十八世紀前半にかけて、最も繁栄したジョージ王朝時代に建てられた家並みの残っている一角がある。家の入口のドアは赤、黄、青、ピンク、白といった鮮やかな色彩で塗られており、その上方に扇状のガラス窓が付けられていてとても美しい。ジョージアン様式と呼ばれるこの建物は華やかだったダブリンの過去を物語るように、今でも優雅なたたずまいを見せていた。

ダブリンの近郊には六世紀頃、ケルビン聖者によって開かれた修道院の遺跡〝グレンダーロック〟がある。当時は古代キリスト教の学問の中心地としてヨーロッパ中に知れ渡っていたといわれるが、十四世紀の終わりにノルマン人の侵攻によって破壊されてしまった。現在は石造りの塔や小さい住居、アイルランド特有の丸い輪の付いた十字架(ハイクロス)などが残されているだけである。遺跡のある丘一帯はウィックロー・マウンテンと呼ばれ、ヨーロッパ最果ての地、アイルランドの厳しい自然を象徴するよう

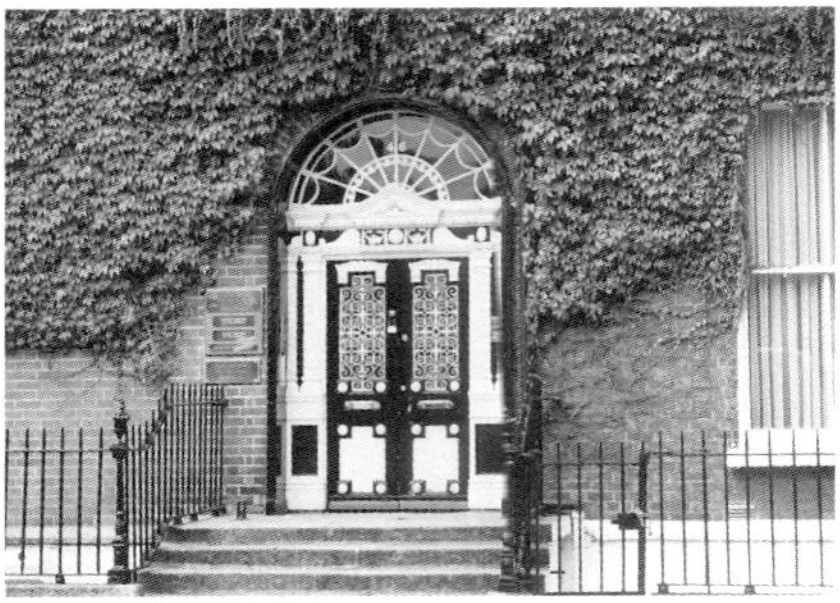
ジョージアン様式の建物
（ダブリン）

な荒涼とした風景が広がっていた。ただ、近くにあった観光客用のレストランで食べたスコーンの味と紅茶の美味しかったことは今でも忘れられない。

会議の後、アイルランドを横断して最西端の町ゴールウェイに行った。ここは緑の多いこじんまりとした町で、中央広場にはアイルランド系移民の血を引く故ケネディ大統領がかつてこの地に来て演説したときの記念碑が立っていた。ちょうど広場の芝生の上は学生らしい男女の若者で賑わっていたが、彼ら、彼女らの瞳に私は久しく忘れていたような清らかさと輝きとを見た。この国はまだ若いのだ、とこの時ふと思ったものである。

チョコレートの街　ハーシー

米国ペンシルバニアの州都ハリスバーグから車で約二〇分ほどの所に、チョコレートで有名なハーシーという美しい街がある。前年から次女一家がその地のメディカルセンターに留学のため滞在していたので、幼い二人の孫の顔を見るのを楽しみに、一九九六年五月末この街を訪ねることにした。

娘の住んでいたアパートの前は広々とした芝生で、可愛いリスが跳び交い、滴《したた》るような緑の合間に八重桜に似た樹木がちょうど満開の花をつけていた。ロサンゼルスやニューヨークなどの大都市と違いここは治安もよく、人びとの心もおおらかであるように見えた。こうした地方の小、中都市には古き良き米国の伝統が残っていて何となく好

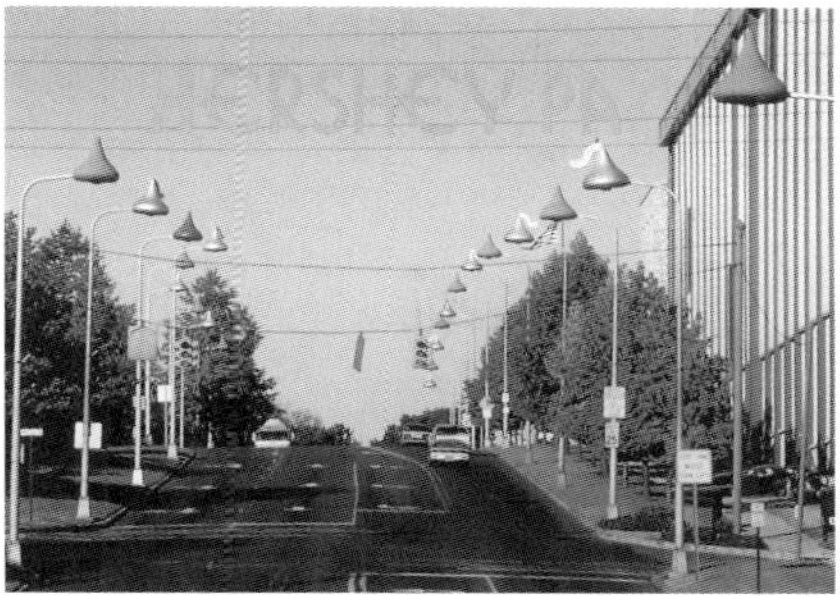

キッス・チョコレートの形をした街燈（ハーシー）

きになれる。

もともとこの街は、チョコレート王ミルトン・ハーシーによって造られたという歴史があるので、現在でもチョコレートの製造で街が潤っており、学校や図書館、劇場、公園、ホテルなど公共施設はよく整備されていて立派なものであった。メディカルセンターにもハーシーの名が冠されている。街をドライブしていると、どこからかともなくやや甘ったるいカカオの香りが広がってくるのに気づく。キッス・チョコレートの形をした銀色の街燈が可愛らしい。

チョコレートの製造の全過程が見学でき、そのあと出来立てのキッス・チョコレートがプレゼントされるチョコレート・ワールドは孫たちの一番のお気に入りの場所であった。チョコレートの種類は実に豊富であるが、なかでもミントのたっぷり入ったものやクリームの中にクッキーを混ぜたものなどはおいしかった。

最初の頃は気がつかなかったが、ここはちょっとしたリゾートでもあるらしく、五月下旬のシーズンに入ると車で三時間ほどのニューヨークあたりからも週末を利用して遊びに来る家族連れが多く、ホテルもその時はなかなかの賑わいを見せる。日本と比べて物価が安く、スーパーマーケットには日用品が溢れ、本当の生活大国だと実感した。一日、娘一家にメディカルセンターを案内してもらったが、ここのニューロサイエンスの研究施設はかなり立派なようで、全米有数の睡眠研究所があるとのことであった。

二週間の滞在期間もあっという間に過ぎ、名残を惜しむ孫たちに別れを告げて日本に帰る頃には、アパートの前庭の桜の花もすっかり散って、ハーシーの街には夏の前触れを感じさせるような強い陽差しの日々が続いていた。

ブリュッセルの学会

二〇〇〇年七月、ベルギーのブリュッセルで開かれた国際神経精神薬理学会に出席した。出席当日はあいにく台風三号が関東地方を襲っていたので、果たして無事に出発できるかどうか不安だったが、何とか三〇分遅れただけで無事成田空港をエールフランス便で飛び立つことができた。

この学会への出席は何度目かではあるが、今回も各製薬会社の大きなブースが広いホール一杯に立ち並び、盛況であった。学会の合間にブースを見て回ると、最近の薬物に関する情報を得られることが多い。私のような臨床家にとっては、治療薬の新しい動向が一番気になるところだが、例えば統合失調症の治療薬についても、世界はすでにクロルプロマジン、ハロペリドールなど従来の薬物から、ＳＤＡやＭＡＲＴＡなどと呼ばれる新しいグループの薬物へと移行しつつあることが如実に感じられた。

また、統合失調症の薬物療法の考え方が、個々の病的症状の制圧を目標とすることから、患者さんの生活の質（ＱＯＬ）と疾患全体の転帰（アウトカム）を視野に入れたものに転換してきている。治療思想の革命といってもよいであろう。抗うつ薬についても、すでにＳＳＲＩ、ＳＮＲＩという第三世代、第四世代の薬物が主流になっていたが、当時わが国ではやっとこれらの薬物が使われ始めたばかりで、臨床の現場にいる

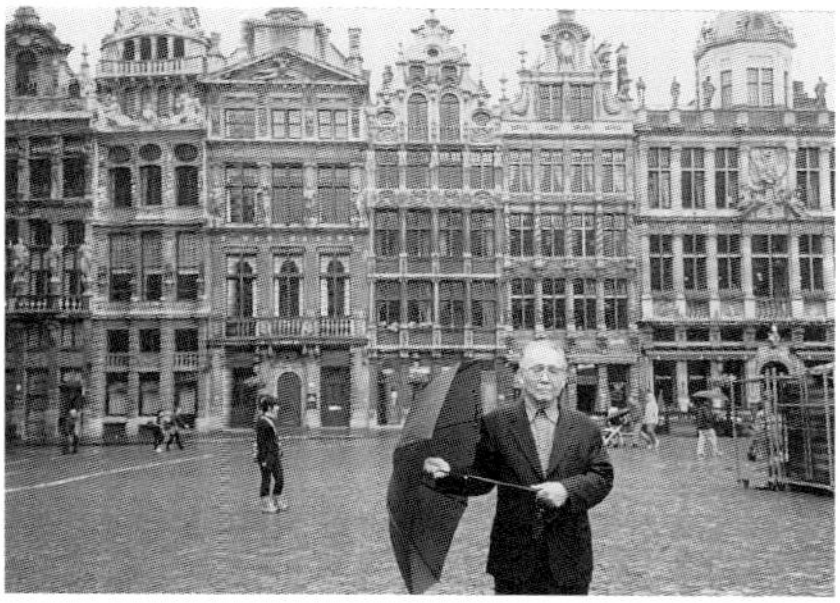
ブリュッセル（グラン・プラス）

と、残念ながら日本はこの点で決して先進国とはいえない状況にあると思った。

ところで、私の泊ったホテルは町の中心であるグラン・プラスまで歩いて行ける距離だったので、近道を見つけては度々出掛けた。カフェやレストランが狭い道路の両脇に並んでいる場所を通り抜けるのは楽しいものであった。広場を囲んで立つ市庁舎や昔のギルドハウスなど、いろいろな彫刻をほどこした壮麗な建物群は本当に美しい。これらの建物の中にはチョコレートやベルギー・ワッフルを売る店もあって、コーヒーを飲んだり散策したりしているといつまでも飽きなかった。ある建物の一隅にヴィクトル・ユーゴーのネーム・プレートがはめ込まれているのを見つけた。かつて文豪が住んでいた所らしかった。ベルギーはチョコレートが有名だが、ゴディバなど日本ではよく知られたブランド物よりも地元の店先で買った生チョコのほうが舌がとろけるほどおいしく感じられた。

グラン・プラスに面した、ある建物の地下にケルデルグという店がある。この店の牛肉のビール煮とストウンプは有名だと案内書に出ていたので試食してみたが、おすすめ通りなかなか美味で、フルーツビールともよく合った。店は結構満席で賑やかだった。

学会の合間には知人とブルージュやアルデンヌ地方の古城めぐりを楽しむこともできた。この辺りは多くの観光客に人気のスポットである。サクソフォンの発祥地ディナンの町も趣があって良かったたし、その帰途立ち寄ったワーテルローの古戦場も、当時の歴史をあらためて思い出させてくれて、とても印象的であった。

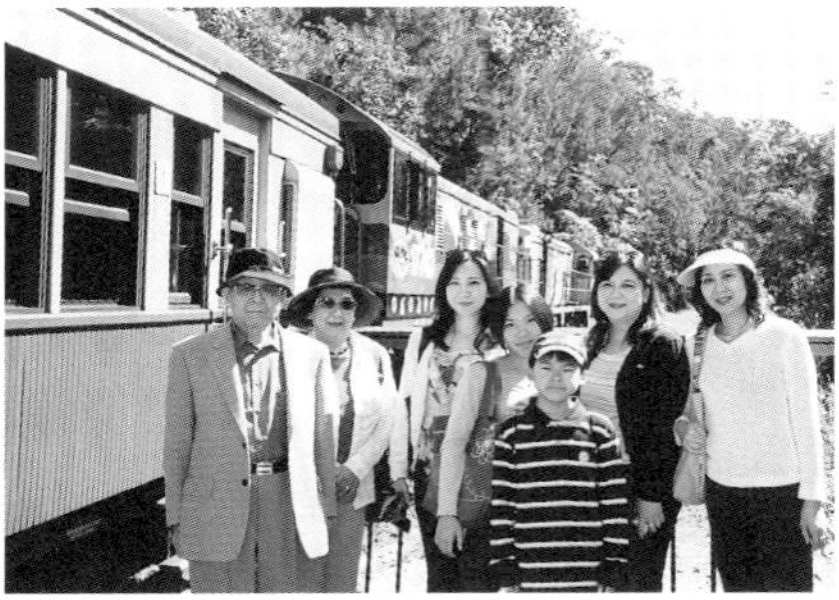
観光列車でキュランダに
（コアラを抱きに行く）

ポートダグラス

二〇〇三年八月、オーストラリア北部のリゾート地ポートダグラスで数日を過ごした。オーストラリアは南半球なので季節からいえば冬に当たるわけだが、ここは年間を通して二十七度前後の恵まれた気候である。最近は日本からのリピーターや定住する人も出てきているという話であるが、町を歩いているかぎりあまり日本人に会うことはなかった。

ここにはシェラトン・ミラージュという世界有数の大変豪華なホテルがあるが、このホテルができてからこの周辺が急速に発展したようにみえる。数年前、大統領時代のクリントンがこのホテルに滞在し、ホテルのすぐ裏手に広がっている砂浜の海岸、通称「四マイルビーチ」をジョギングしたというのが、このホテルのボーイさんの自慢であった。確かに時々有名人も訪れるようで、私たちの泊った数日前にも某ハリウッドスターが新婚旅行で来ていたとのことであった。

オーストラリアは自然と動物の国である。近郊にあるモスマン渓谷と熱帯雨林は規模ではアマゾンのそれに及ばないが、古さでは世界一だということだ。珍しい樹木や植物の宝庫で、特に他の樹に寄生して大きくなっている植物が面白かった。まだ小さい孫たちを喜ばせるため「夜行性動物探検ツアー」というのに参加したが、いろいろな国からさまざまな人が来ていた。係員から渡された懐中電灯を手に、暗闇の動物保護区を案内してもらうのだが、コアラやカンガルーはともかく、蛇やワニや得体の知れない不気味な鳥などもいてスリル満点だった。ツアーの終わりには一同集まってビールを飲みながら輪になってフォークダンスを踊ったのも楽しかった。

ホテルのリムジンに乗ると一〇分ほどでポートダグラスの町に行けるが、その途中にヨットハーバーがあり、とても景色の良い所である。ポートダグラスの町は小さいが、しゃれた雰囲気の店が通りの両側に並んでおり、ぶらぶらとこれらの店を眺めながら歩いていると、いつの間にか時間が経つのも忘れてしまうほど面白かった。ある日、ここの本屋さんの店頭に飾ってあったクリントン大統領の自伝『マイ・ライフ』(My Life)の英語版を見つけたので記念に購入した。分厚い大きな本である。

日本へ帰る前日、町のはずれで開かれている朝市に出かけてみた。日本のお祭りの雰囲気に似ているが、日用雑貨なども並べられていてもっと大がかりだった。私たち夫婦はポートダグラスのスケッチ画を、娘たちはこの土地のフルート奏者が売っていたCDを買った。CDを買ってもらったお礼のつもりか、この人は娘たちのリクエストに応えて映画『タイタニック』の主題歌「ザ・ローズ」を演奏してくれた。美しいフルートの調べが木立の間を縫うようにして近くの海岸の方へと静かに流れていった。ポートダグラスの思い出になるとても素晴らしいひとときであった。

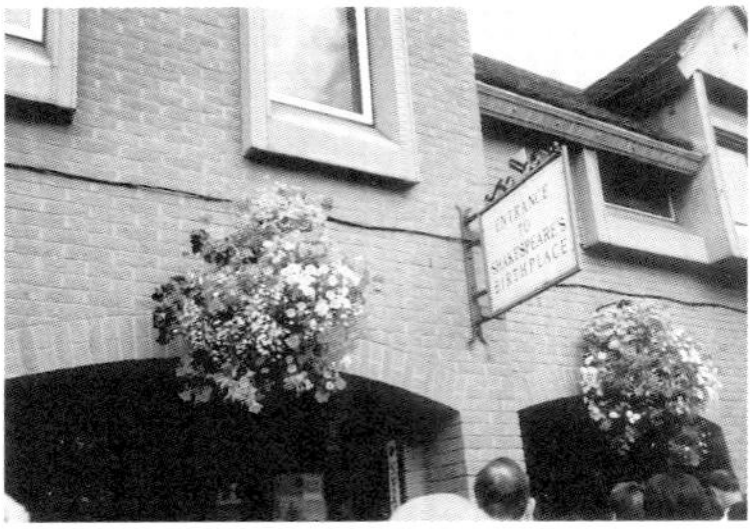

シェイクスピア生誕の地

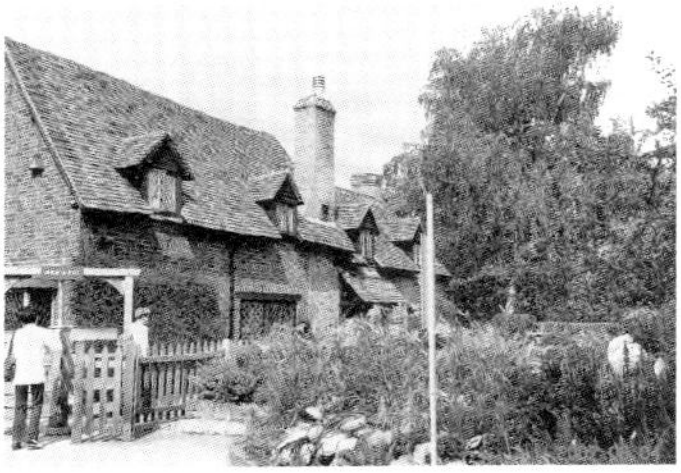
シェイクスピアの妻
アン・ハサウェイの生家

シェイクスピアの故郷を訪ねて

二〇〇七年八月上旬、英国ロンドンの近郊にあるシェイクスピアの故郷ストラトフォード・アポン・エイボンを訪れた。父の影響で旧制中学の頃から英文学に親しんでいたので、私にとって、いつかは一度来てみたい所であった。エイボン川に沿ったこの田舎の町は、ほとんどシェイクスピアやその一族に因んだものばかりと言ってもよいくらいである。静かな所かと想像していたが、思っていたよりも観光客で賑わっていて少し期待はずれでもあった。とくにシェイクスピアの生家や記念館のあるヘンリー・ストリートは雑多な国の人びとで溢れていた。その通りの中央付近にあまり目立たない感じで「シェイクスピア生誕の地」の幟《のぼり》が立っているのがみえた。エドワード六世の時代、少年シェイクスピアが通ったという古いグラマー・スクールの建物がまだ残っていて、内部は当時のままに保存されていた。あのような多彩なシェイクスピア劇を書いた知識や教養の基礎がここで磨かれたのかと思うと感慨深かった。

町の中心から歩いても行ける距離のところに、シェイクスピアの妻だったアン・ハサウェイの生家がある。この辺りはずっと田園といった感じになる。この家は十五世紀から続いているという大きな農家で、家の中に入ってみると驚くほど広く、沢山の部屋や階段などがいくつにも分かれていた。ここでシェイクスピアがアンに結婚の申し込みをしたのだという。家の前庭は美しい英国式庭園になっていて、日本でも見かけるような夏の花が一面に咲き乱れていた。帰りがけに建物の出口のところに小さな売店があった

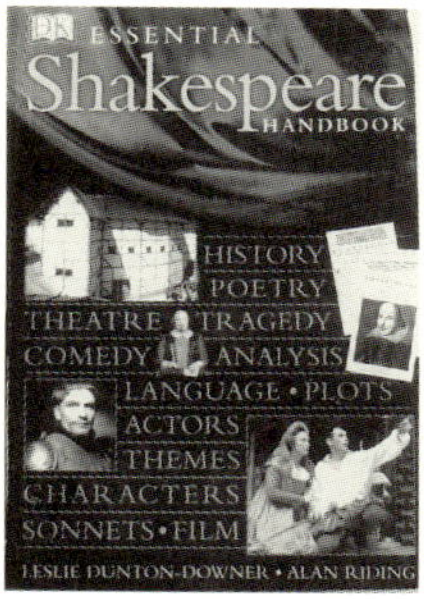

シェイクスピア入門

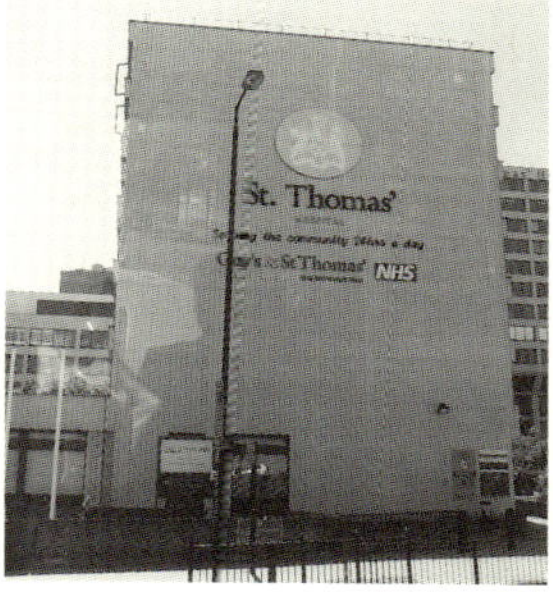

セント・トーマス病院

ので、記念に絵入りのシェイクスピア劇の本を購入した。こうして私の長年の夢がやっとかなえられたのである。私たちと同じツアーに母親と二人で参加していた好青年も大学の卒業論文にシェイクスピアを選んだとのことで、いろいろと資料を集めていた。

　ストラトフォード・アポン・エイボンに向う途中のひととき、この付近に広がる田園、コッツウォルズ地方を散策することができた。ここは蜂蜜色の壁の農家が並ぶ美しい村で、家々の周囲を流れるエイボン川が小さなさざなみを立てて何となく可愛らしい感じだった。川にかかる石橋から眺めると、何の樹であろうか、緑したたる影を川面に落としていた。付近にはそれと気付かないほどのこじんまりしたホテルや土産屋やアイスクリームを売る店などが、ぽつぽつと立っているのも楽しい風景だった。舗道から一歩入って農家のわきの落葉のかたまった小径をたどっていると、ふと日本の田舎の風景と重なって郷愁を感じさせられた。

　ロンドンに戻ってきて、国会議事堂前のテムズ川を渡るときに偶然にもセント・トーマス病院の前を通ったのは幸運であった。ウエストミンスター橋のほとりに位置するこの病院はロンドンでも最も古い病院の一つで、私の母校、東京慈恵会医科大学を創立した高木兼寛先生が明治の初め（一八七五）に留学した、由緒深い所なのである。先生はここで患者本位（中心）の英国医学の真髄に触れ、「病気を診ずして病人を診よ」という言葉を慈恵建学の精神とされたのである。セント・トーマス病院医科大学は慈恵医大とは姉妹校になっている。慈恵医大の卒業生としていつかは訪ねてみたい思っていたもののその機会がなかったが、今回外観を眺められただけでも嬉しかった。これも思わず心の故郷を見ることのできた旅の思い出の一コマに入れておこうと思っている。

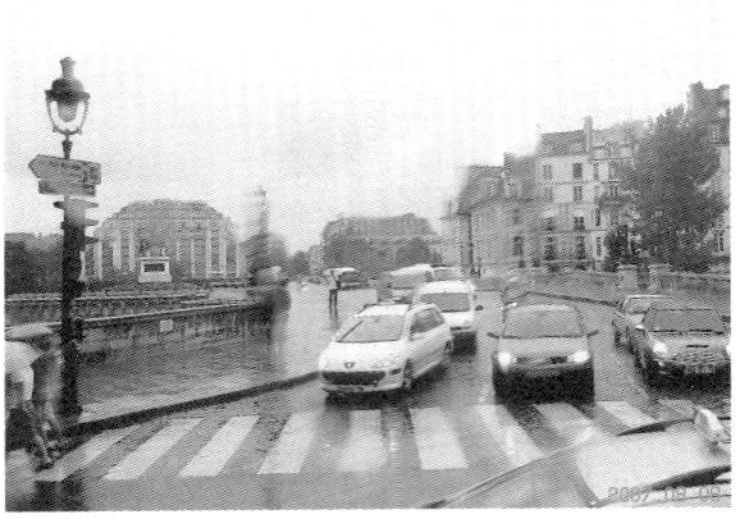
雨のパリ市街

雨のパリ

前日まで滞在したロンドンは毎日快晴で暑く、ウィンザー城の広い坂道を登るときなど汗だくであった。一緒に行った孫たちはさっそく日陰にベンチを見つけ、アイスクリームを頬ばっていた。ところがパリに着くとひんやりと涼しく、バスの窓越しに見ると、セーヌ川畔に並ぶ高級マンションが小雨に煙っていた。同じ時期ではロンドンの方が涼しくパリの方が暑いかと予想していたが、全く逆の結果になってしまった。いつもながらヨーロッパの気候は予測するのが難しい。

しかし、雨のパリも情緒があった。樹の上の方から葉が少しづつ色づいてきたマロニエの並木に見え隠れしながら赤や紫、ブルーなど、カラフルな女性の雨傘が通っていくのはなんとなくフランス映画の一場面を見るようで楽しいものだった。久しぶりに訪れたパリの街はロンドンのような重苦しさがなく、相変わらず軽やかに心弾む思いがした。ただ、十数年前に娘と歩いたシャンゼリゼ通りなどは少し違っているような印象を受けた。今回は雨の中をバスの窓からの眺めだけだったので、カフェやレストランなどゆっくり見物できなかったせいかと思ったが、後になって知ったことだが、シャンゼリゼにも時代の流れでマクドナルドなどのファーストフードの店や衣料品のチェーン店な

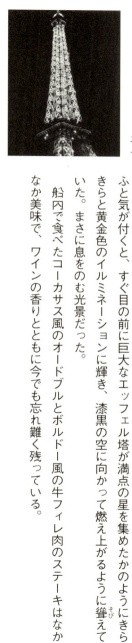

エッフェル塔の
イルミネーション

どが進出し、ありふれた街並みになってきそうなのだという。私の印象は当たっていたのだと納得したが、なんとなく寂しい思いがした。東京でも同じような若者向きのファッションの店やブランドの店が立ち並ぶ画一的な通りが増えている。

夕方になり雨も上がって、暮れなずむ西の空が淡いオレンジ色に染まってくる頃、セーヌ川のディナークルーズに参加した。このクルーズはエッフェル塔の下から出発して、セーヌの両岸に広がる数多くの美しい建物、国民議会堂、オルセー美術館、フランス学士院、ノートルダム大聖堂、市役所、ラ・コンシェルジェリー、ルーブル美術館などをぐるっと見ながら最後に自由の女神像（レプリカ）のある所まで戻ってくるコースである。さすがにセーヌの両岸は世界遺産になっているだけあって素晴らしい。日がすっかり沈むと、建物のライトアップが川面に映えてひときわ美しくなる。クルーズが終わりに近づく頃、女性歌手が優雅な身振りで歌う「オー・シャンゼリゼ」に合わせて、船内はワインで頬を染めた乗客たちで盛り上がった。白と黒の衣装をまとったシスターらしき人がダンスを踊り始めたのは愉快で、ひときわ乗客から喝采を浴びていた。ふと気が付くと、すぐ目の前に巨大なエッフェル塔が満点の星を集めたかのようにきらきらと黄金色のイルミネーションに輝き、漆黒の空に向かって燃え上がるように聳《そび》えていた。まさに息をのむ光景だった。

船内で食べたコーカサス風のオードブルとボルドー風の牛フィレ肉のステーキはなかなか美味で、ワインの香りとともに今でも忘れ難く残っている。

第6章

◆

私の患者さんたち

精神科病院の四季

精神科病院の庭にも、いつしか四季が巡ってくる。四季折々の花のように、そこには患者さんたちのさまざまな物語（ナラティブ）が鏤《ちりば》められている。それらの物語のテーマは私にとって、「忘れ得ぬ患者さん」であったり、不思議な印象を残して去って行った患者さんであったりする。また、上手に地域社会にソフトランディングしてくれた患者さんもいる。二十数年経って歩み出した人生もある。回復の物語はそれぞれに違う。その人の人生のありようは、それぞれに違うのである。

緑の深い病院の庭を背にして患者さんたちと話し合った、かつての日々の診察風景が、今でも懐かしくよみがえってくる。これらの患者さんと対面していると、何か温かい空気が私たちの間を通り抜けていくように感じる。患者さんには心優しい人が多い。こうした患者さんたちとの交わりの中で、自分が歩んできたこと、考えたこと、してきたこと、そして患者さんに育まれてきたことをしみじみと思い浮かべてみるのである。

だが、患者さんと私との物語は、まだ終わってはいない。もしかすると、これは終わりのない旅なのかもしれないのだから……。

身近な患者さんたち

精神科の病院には、最近ではその割合はだいぶ少なくなっているが、それでも長期入院している患者さんがいて、その過半数は統合失調症の方たちである。こうした患者さんの多くは穏やかで、特に病棟内で問題を起こすこともなく過ごしている。なかには、病棟を〝終の棲家〟と考えているのではないかと思うような人もいる。

　患者さんの中には、病状が良くなっても、いわゆる〝受け皿〟がないため退院できない人がいる。また意欲の低下とか、引きこもりといった「陰性症状」や認知障害のために日常の社会生活や対人交流がいまひとつうまくゆかないので、一生懸命病院から押し出してあげようと努力しても、心許《こころもと》ない感じを受ける人がいる。もっとも今では、このような陰性症状や認知障害にも有効で副作用も少なく、患者さんの生活の質（QOL）を低下させないで済むという新しい薬も出現してきているので、これからは患者さんの様子も段々と変わってくるだろうと思う。

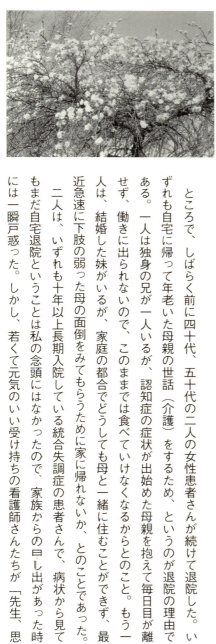

病院の梅

　ところで、しばらく前に四十代、五十代の二人の女性患者さんが続けて退院した。いずれも自宅に帰って年老いた母親の世話（介護）をするため、というのが退院の理由である。一人は独身の兄が一人いるが、認知症の症状が出始めた母親を抱えて毎日目が離せず、働きに出られないので、このままでは食べていけなくなるからとのこと。もう一人は、結婚した妹がいるが、家庭の都合でどうしても母と一緒に住むことができず、最近急速に下肢の弱った母の面倒をみてもらうために家に帰れないか、とのことであった。

　二人は、いずれも十年以上長期入院している統合失調症の患者さんで、病状から見てもまだ自宅退院ということは私の念頭にはなかったので、家族からの申し出があった時には一瞬戸惑った。しかし、若くて元気のいい受け持ちの看護師さんたちが「先生、思

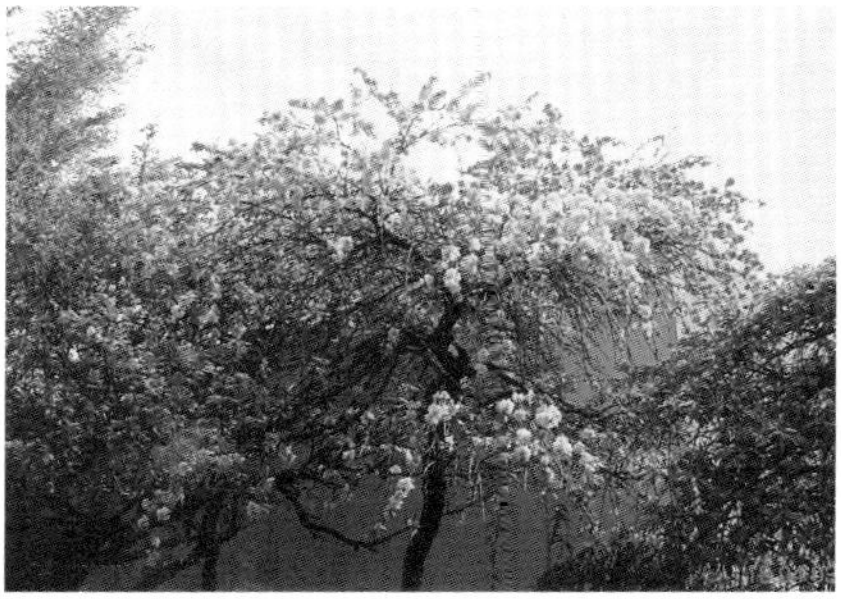
病院の梅（紅、白が一本の樹に）

い切ってやってみましょう」と言ってくれたので、その声に励まされて退院に踏み切ることにしたのである。

その後もう数年になるが、二人とも案外無事に外来に通ってきている。そのうち一人の母親は、本人の退院後一年ほどして亡くなった。本人たちは無口で、何事もないかのように自分からは喋らないが、家人に聞くと「結構役に立っています」、「留守番もしてくれますし、助かっています」とのことである。今更ながら、高齢者を抱えた現代の家族模様を実感すると同時に、ようやく出番の来た患者さんたちに心からエールを送ってあげたい気持ちである。

統合失調症患者さんのソフト・ランディング

患者さんは五十代前半の女性である。

三十歳頃から統合失調症に罹患し、当時は激しい幻聴や被害妄想に悩まされたと言う。その後約十年の間、数ヵ所の精神科病院や精神科クリニックでの治療歴があった。

私の勤務する病院を初めて受診した時は、たまたま結婚話が持ち上がっていたためか、患者さんは密かに服薬を中止していたらしい。そのため、それまで落ち着いていた症状が再燃していた。入院後しばらくは、「私の悪い噂話を病院内に流す人がいる」「私に別の患者さんの薬を飲ませる」などの被害妄想が見られたが、二ヵ月ほど経った頃より急速に症状が軽快し、幻聴も消失した。幸い、薬（抗精神病薬）も比較的少量で効果がみられた。そこでこの時期にあらためて病名の告知を行い、病気の性質と自己管理の方法、服薬継続の大切さなどを繰り返し説明し、本人にも自分の病気を受容する態度がみられたので、入院六ヵ月後に退院となった。

外来治療に移行してからも薬はそのままの量を維持したが、手指の震えやこわばりなどの副作用はみられなかった。また病気の経過が長い割には人格の崩れは目立たず、日常生活面での認知障害も少なく、比較的良い〝寛解状態〟と言えた。ただ夫は、私からの再三にわたる説明にもかかわらず、統合失調症という病気を受け入れられないでいた。そのため患者さんは退院後同居を希望していたが、結局別居状態のまま一度も会うことなく離婚となった。

その後患者さんは次第に落ち着き、少しずつアルバイトなどを始めたが、服薬管理の失敗と長引いた離婚問題が心的外傷となって、二回ほど短期間の入退院を繰り返した。当院初診以来十二年の歳月が経っているが、現在では高齢となった母親と同居し、本人の趣味である創作活動（絵や手芸）に没頭できる良い環境が整ってきたため、やっと自分本来の平和（回復）を取り戻したように順調な日常を過ごしている。

統合失調症の患者さんのソフト・ランディングには何が必要なのか、考えさせられる例であった。

ある日の外来診療から

この日、最初に訪れた患者さんは、学校に行かないことが理由で連れて来られた女子中学生である。「どうして自分が病院に来なくちゃならないの」といった顔をして黙り込んでいる。明らかにふてくされた様子で一言も喋らない。付添ってきた母親が、多少はらはらしながら、やっきになって家での子供の様子を話し始めると、それまで黙っていた女の子は突然「お母さんが悪いんじゃないの」と言って、今にも食って掛からんばかりになる。家では母親はかなり暴力を振るわれているらしい。予診を取って傍らで診察を見学していた学生が、びっくりして思わず立ち上がろうとした。少し落ち着いたところでいろいろと尋ねてみても、家の中にいるはずの父親の姿が、どうも見えてこない。思春期を専門にしているドクターの外来日にもう一度受診してもらうことにして、しぶしぶながらやっと通院を承諾させる。しかし、おそらく通って来ない確率の方が大きいだろう……と思いながら。

†

熟年の夫婦二人が、揃って憮然とした様子で眼の前の椅子に腰掛ける。一瞬、どちらからも話しの口火を切らないので、まず患者として診察券を作っている妻の方に尋ねてみる。すると、最近、夫の様子がおかしいのだという。「私の留守に引き出しを開けて、私の預金通帳をひそかに調べている形跡がある」という。それもどうやら隣りのOさんとグルになってやっていることらしい。「私にはどうしてそんなことをされるのか見当がつかない……」などと話を始める。話題はやがて夫が浮気したことに及ぶ。傍らの夫はと見ると、何ともいえない、苦虫を嚙み潰したような顔をして黙っている。腹が立つのをじっと我慢している様子がまざまざと分かる。妻はさらに「先生、私はおかしいですか。このままでは離婚します」と言いながら夫を睨みつけるようにしている。家では二人はどんな会話をしているのだろうかと想像しながら、さしあたっての治療方針を立てる。心の中で容易ではないなと咳く。学生は黙って緊張したまま私と患者さんとのやりとりを聴いていた。

†

診察時間も終わりかけた頃、老年夫婦がやってきた。老眼鏡を掛けた夫は、肩に背負った袋と杖とをベッドの脇に置くと、私に挨拶しながら連れてきた妻に向かって椅子に座るようにいう。妻の方は痩せてはいるが、足腰は夫より丈夫そうだ。年齢は七十歳を少し超えている。ニコニコとして屈託がない。今朝は何時頃に家を出てきたのですかと質問してみると、「おじいさん、何時でしたかね」と夫を振り返るが、自分では全く考える素振りをみせない。調子よく合槌は打つが、いま自分が何処にいるかも見当が付かないようである。夫に最近の家での様子を聞いてみると、「相変らずですなあ。いま言ったことも忘れていますよ。体は丈夫ですがね。それに、この頃少しお漏らしするようです。仕方ないですかね。しかし、ときどき腹が立って叱りつけますよ」と病状を説明する。子供がいないので二人だけの暮らしである。夫の方は白内障が大分進んでいるという。検査をしてみないと分からないが、この例はどうやらアルツハイマー型認知症のようだ……。ふと、寒い冬の日の中を帰っていった老夫婦のこれからの運命を頭に描いた。

子どもたちの母親

小さい子どもを持った母親が外来を受診するとき、子どもの話題も出るが、時には都合で子どもをどこにも預けられずに連れてきたりすると、外来の雰囲気はパッと賑やかになる。少子高齢化が急速に進んでいる今日、子どもの姿を垣間見ることは嬉しい。

Ｓ子さんは三十代前半だが、二十歳の頃から躁状態とうつ状態とを繰り返している。躁状態のときは気分がイライラして、ときに興奮してしまい、子どもに当たったりする。リストカットの既往もあるという。数年前から外来に通ってきているが、リボンの付いたカンカン帽をかぶり、夏は水玉模様のワンピースなどを着こなして、なかなかオシャレである。薬はいろいろ試みたが、今は抗不安薬と気分安定薬とを適宜服用して比較的安定している。本人は自分の病気は、双極性障害のⅡ型ではないかと言っている。「周りから見ると、大変なお子さんを抱えていながらとても明るい」と言われたりする。

Ｓ子さんには子どもが二人いる。上の子は中学二年生だが、最近よく見られる注意欠如多動性障害（ＡＤＨＤ）と診断されていて、学校への忘れ物が多く、随分苦労したようだが、今は最近発売になったＡＤＨＤの薬を服用するようになって、普通に学校生活を送れるようになり、ようやく一安心である。下の子は不登校、家庭内暴力、自閉症などがあり、特別支援学校に入ったりしていた。今度中学に入学したが、やはり不登校のため、しばらく小児の医療センターに入院し、そこから学校へ行く予定になっている。

†

A子さんは、三十代のパニック障害の患者さんであるが、五年ほど前から外来に通っている。当時は第一子が生まれてまもなくであったが、低体重で発育が遅れていたので、その子どもの心配と、夫が勤務の関係で帰宅が夜遅くなることなどで不安が強く、それが嵩じるとパニック発作を起こすようになった。そのため自動車などの乗り物に乗れなくなり、自分で車を運転することができないので、小さな子どもを抱えての日常生活にも不便をきたしている。また、過敏性腸症候群（腹痛、下痢）の傾向があり、一層外出が制限されてしまうのでイライラが募るようになった。

初診時、抗うつ薬、抗不安薬などを処方し、その後もほぼこれらの薬を中心に治療している。経過は一進一退だったが、二年ほどして第二子を妊娠したので薬物の調節を行い、出産のため実家に帰る飛行機が不安とのことだったので、頓用の薬を持たせて無事切り抜けた。その後パニック発作は軽快し、ほとんど起こらなくなっているという。第二子は女の子だった。母親に似て可愛い、と周囲から言われている。

†

M子さんは四十代の主婦で六年前から外来に通ってきている。双極性障害、気分循環症と診断されている。三十歳のとき第一子を出産したが、難産であった。それ以来、肩凝り、耳鳴り、眼精疲労があり、不安な気持ちが出て他人と話すのが苦手になった。他

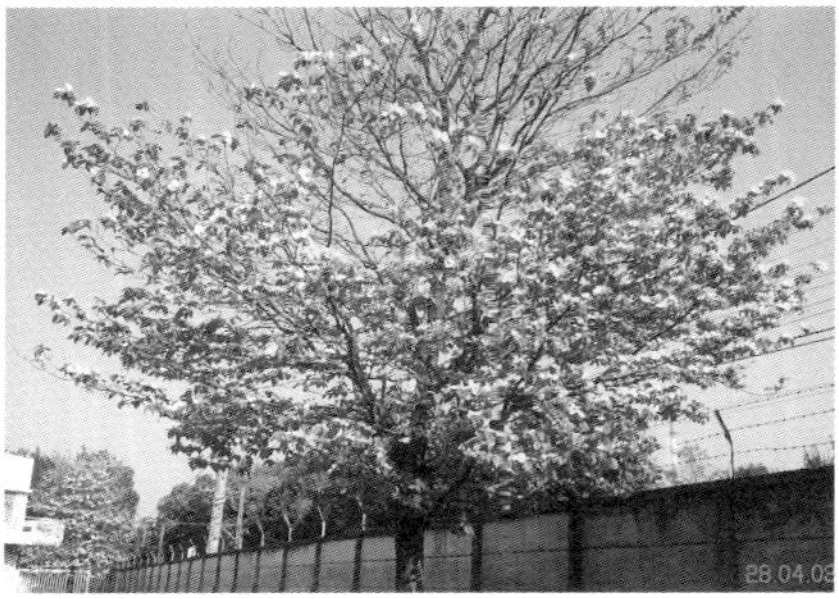
病院のハナミズキ

人と眼を合わせるとすぐに緊張してしまうと言う。家事はやれる時は一気にやるが、できない時は全く手につかないなどムラが多い。イライラが嵩じると夫や子どもに当たってしまい、過食とダイエットを交互に繰り返す。死にたい気持ちも出てくる。軽うつ状態や軽躁状態もあり、とくに生理の前には怒りっぽくなるので、月経前緊張症といわれたこともある。

気分の変動はもともとあるが、出産後に激しくなった。最近落ち込みは二日間くらいで、月に何度か落ち着かなくなる日はあるものの、これは良くなってきたと言う。子どもは一人。無事に成長して中学生になり、元気に学校に通っていて特に問題はないが、子どもの学校行事に参加する時やクラスの役員などの仕事が回ってくると、まだ緊張して不安になることがあるらしい。薬は気分安定薬を中心に、漢方薬を併用している。

S子さん、A子さん、M子さんの三人の母親はそれぞれ一～二人の子どもを抱えて奮闘中である。数年にわたって外来に通院し、病状は軽快しつつあるとはいえ、まだ予断を許さない。子どもたちの明日の成長を願い、この母親たちと外来で会うのが楽しみである。

ある認知症の患者さん

初診時七十歳の男性の患者さんで、数年前より高血圧症、脂質異常症のため、近隣のA病院内科で治療をうけていた。

最近、妻を癌で亡くし、その後から次第に不眠、抑うつ的になったため、A病院から紹介されて受診した。「朝起きたとき気分が重い」、「一日中頭の中で考え事をしている。常に神経が起きている感じだ」、「好きな油絵も描く気がしない」などと訴え、抑うつ気分、思考や行動の抑制、早朝覚醒、気分の日内変動など典型的なうつ病像とみられたので、抗うつ薬、睡眠薬で治療を開始した。服用開始後しばらくして睡眠、食欲は改善されたが、悲哀感、寂寥感は相変わらず強く、「朝起きた時妻のことを思い出して辛い」と言い、頻繁に墓参をすることで気分を紛らわしていた。

妻の一周忌が過ぎて半年ほど経った頃から、「神社の名や人の名前を忘れて困る」、「本当の自分ではない」、「自分自身がおかしいと思う」などと言い、物忘れを自覚して不安を抱くようになった。また、「妻の夢を見る」、「妻が話しているのが聞こえてくる」と幻聴様の体験を語ったこともあった。その頃、定期検査のためA病院に入院したが、気分や物忘れの変動が激しいことに気づかれた。「医者が自分を呆けたというのはけしからん」と被害的になったり、また落ち着いたりしていた。他の患者さんの部屋に間違えて入り込んだこともある。また、歩行時ふらつきがみられるようになり、階段が危険で平地でもつまづき、歩幅が小さくなるなどのパーキンソン症状が目立ってきた。

たまたまA病院から外泊した折に「おばあちゃんが枕元にいる」といった生々しい幻視体験があり、また昔に戻ったように会社に出勤しようとするなど、せん妄様の状態もみられた。これらの精神・神経症状と、その後施行した脳画像検査（MRI、脳血流spect）の所見からレビー小体型認知症が疑われた。それまで服用していた向精神薬を中止したところ、幻覚などの出現はみられなくなった。当時は保健医療適応外であったが、本症に有効とされる認知症治療薬（ドネペジル）を使用し、経過をみた。

初診後五年近く経った現在、自宅近くの老人ホームに入所しながら外来に通院しているが、歩行困難、転倒が目立ち、食事や服薬したことを忘れることも多くなった。うつ状態ははっきりしなくなっている。

この例は妻を失ったあとの悲嘆があまりにも強かったため、反応性のうつ状態とみていたが、次第に認知症の症状が出現してきたもので、その因果関係について示唆に富む患者さんであった。

うつ病を反復する高齢女性

患者さんは九十一歳の女性。

五十九歳の時夫が死亡、その折頭痛、胸苦しさ、全身倦怠感を訴えて近くの病院の精神科を受診し、うつ病と診断された。その後比較的経過は良く、断続的に通院していた。七十九歳の時、住みなれたA市から娘のいるB市に引っ越して同居するようになったが、その頃からめまい、胸苦しさ、不安、不眠、食欲不振、疲労感などが出現、一日中寝込むようになったため当院を受診、入院となった。

入院六ヵ月後に娘宅に退院したが、一ヵ月ほど経った頃から「下肢が弱くなった」、「無理すると呼吸が苦しい」といって食事も摂らず、午前中はほとんど寝ている状態になった。また娘の留守中に三回ほど家出し、一時は警察に保護される騒ぎもあった。本人に聞くと「うつの時の外出は気分転換だ」と言う。このような状態が続くので、娘は仕事に出られなくなり、再入院することになった。娘からは老人ホームに移る話も出たが、本人が拒否したため立ち消えとなった。しかし「最近孤独を感じます」、「娘は来なくてもいいです」、「死ぬまでここにいます」などの言葉も聞かれるようになり、病院や医師への依存傾向が目立った。

再入院後二年ほどした時、娘からアパートの一室が空いたので本人をそこに住まわせたいとの相談があった。娘の家からは歩いて五分の距離で条件は良い。八十歳になる高齢であることを考えると心配もあったが、以前娘との同居は失敗しているので、その方針で退院を進めることにした。三ヵ月ほどかけて数回アパートへの単独外泊を試み、少しずつ新しい住まいに馴れるようにした。四ヵ月目に本人も娘も、「今が潮時かと思う」と言い、主治医も同意して退院となった。

この患者さんの病像は心気的傾向を持った身体的愁訴と、不安と抑うつの混合した状態で、長い間の娘との隠れた心理的葛藤と本人自身のやや我儘な強い性格とが色濃く反映していた。

後日譚。その後、結局アパートでの単独生活は無理になり、現在は病院に戻って三回目の入院中である。初診からすでに十年以上経過し、本人も家族も今はどこか別の場所に移る気はなく、病院を終の棲家と思っている。うつ状態ははっきりしなくなったが、周囲に対しやや被害的言動を示すことがある。身の回りは比較的自立している。

二十年ぶりに戻ってきた患者さん

現在、四十五歳になる女性の統合失調症の患者さんである。

古いカルテを取り出してみると、高校受験の頃より家庭内暴力があり、高校入学してからは登校拒否がみられた。十九歳頃から精神異常がみられ、数ヵ所の精神科病院やクリニックで治療を受けていたが、二十二歳の折、上京して当院受診した、となっている。このときの症状としては激しい幻聴、被害妄想、興奮、自閉、生活能力の低下などがみられている。また、入院中に外泊から帰院した折などに興奮が目立った。当時の定型抗精神薬の治療により軽快し、一年後に退院となっている。退院時には陽性症状（幻聴、妄想など）より陰性症状（自閉、意欲低下など）が目立ち、家庭での日常生活がどの程度できるかが問題であった。

退院後は、一時外来に通院していたが、退院三ヵ月頃より不眠、独語、興奮が激しくなり、地元の精神科病院に急遽入院させたと母親から連絡があった。おそらく怠薬があったのではないかと思われる。その後、地元で一、二ヵ所の精神科病院に掛かっていた様子であるが、二十年ぶりに突然上京して当院を受診し、以後通院を続けている。上京した理由を聞くと、前の病院にはかかりたくないとのことだが、それ以上のことは何も言わないので分からない。そのため、遠方より片道三時間以上かけて二ヵ月に一回通院している。

家庭での状況について母親からの連絡はないが、一応落ち着いて生活しており、入院などの問題は起こしていない様子である。面接時表情は乏しく、会話は単調で笑顔を見せることは少なく、世間話などはできない。幻聴、妄想などの症状は姿をひそめ、現在は欠陥治癒の状態と思われる。もう三年以上になるが一回も休むことなく、受診時間に遅れることもなく、決まって午前の外来の受付の終わり頃に現れる。診療が終わると、病院の近くのスーパーマーケットに寄って、買い物をして帰っていく。抗精神病薬の服用量も最小限度にとどまっている。少なくとも外見的にはようやく静かな日常が戻ってきたという感じである。

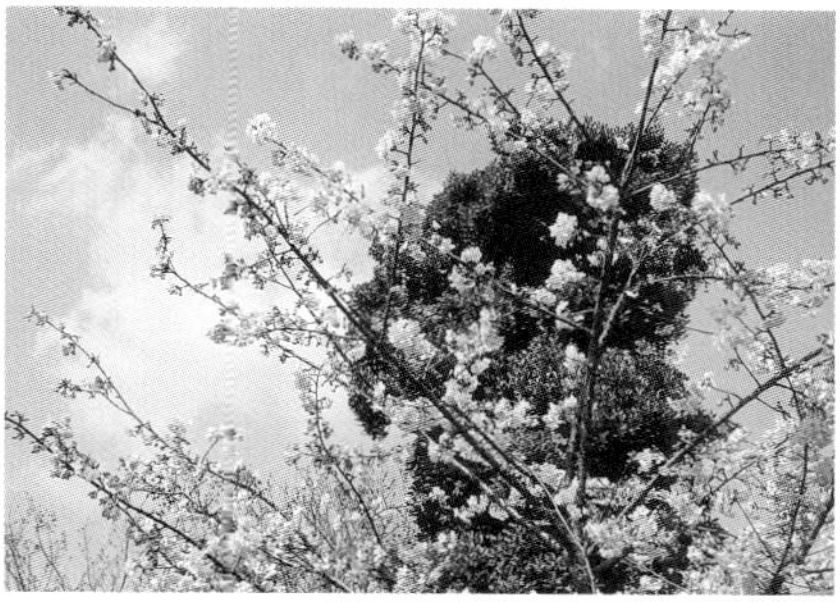
病院の桜

多重人格を持つ患者さんからのノート

もう十数年前になるが、早春のある日、突然外来に小柄な女性が母親同伴であらわれた。

初診時の訴えは次のようであった。

・動悸、胸の圧迫感、苦しい感じ。
・気持ちが落ち込んでやる気が出ない。
・全てから突き放されたような孤独感、絶望感。
・人と接するのが怖い。人の目が気になる。
・死にたい、消えたい感情。
・過呼吸。人混みにいると胸が苦しく、息がつまる。
・周囲の流れが速く感じる。幻視（?）みたいなもの。
・自分が自分でない感じ。

・イライラや不安から自分を傷つける。

このような訴えから、抑うつ気分、パニック発作（不安）、解離症状、リストカットなどがみられるので、とりあえず話しを傾聴し、対症的に抗うつ薬、抗不安薬、睡眠薬を適宜処方して様子をみることにした。

二週間後の来院時、患者さんは初めて別人格（交代人格）にふれたメモを持参した。そこには「ゆめか（四歳・女）」、「しうぎ（二十八歳・男）」、「せつな（年齢不詳・男）」、「さくや（二十二歳・女）」、「さつき（十九歳・女）」……など別人格の名前が挙げられており、その性格や行動の特徴、自分自身（本人格）との関係などについて細々と説明してくれた。この時の診療では次のようなことを訴えた。

・最近うつ状態が激しくて楽しいことも減ってきた。
・いくら寝ても夢の中で目を覚ます。まるで夢の中で生きているみたい。
・寝た気がまるでしない。疲れる。
・唯一楽な時は別人格が現れているときで、その時だけは休める。
・最近、夢だか妄想だか現実だかの区別がつかない。
・生きている心地がしない。死にたい。
・記憶がないときに自傷行為もするようになった。そのときの記憶がない。
・自分が誰なのか、わからないときがある。
・質問されても訳が分からずイライラする。

その後患者さんは計十五人にのぼる詳細な別人格のリストを作成してきた。そして最

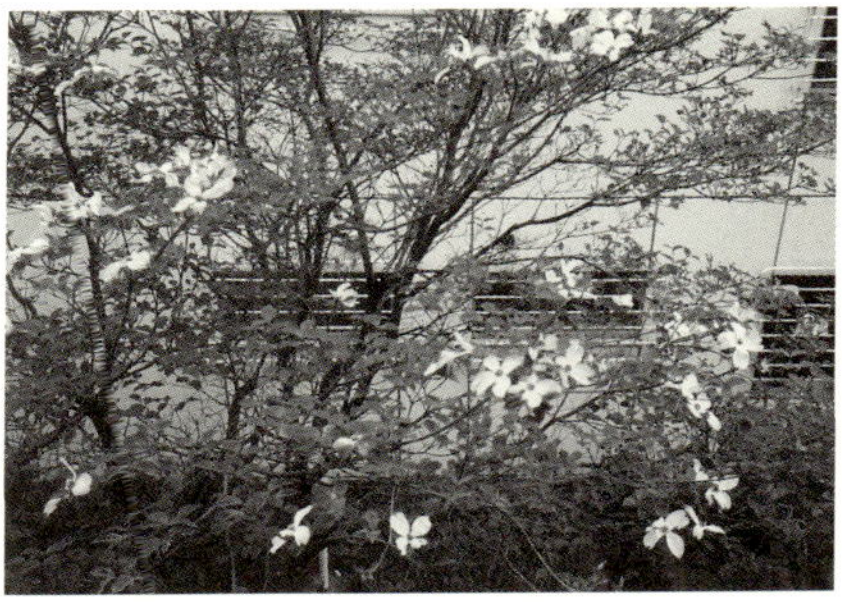
病院の窓から見える花

近一、二週間の別人格の出現の様子について報告書を書いてきてくれた。別人格には「せつな」のように患者本人に危害を加えたりするものや、自傷行為の後に治療役として登場する「しうぎ」のようなものもいる。また「ゆめか」のようにオールマイティに出現して、本人を甘えさせてくれるものもいる。その他の人格も日常生活での不満や不安が募ったときに現れるが、人格の交代は夜になってからが多い。前日に何か不安や不満を抱えている場合、「ゆめか」が代わりに起床したり行動したりしてくれるという。

しかし、患者さんはその年の三月から五月にかけて数回受診した後、いつの間にか私の前から姿を消してしまった。理由は分からない。「いわゆる多重人格」を持つ例は時に遭遇するが、この患者さんのように十五人もの別人格が交代する場合は少ない。それにしても、ここに出てくる別人格はどことなくやさしさが感じられる。現実の世界での患者さんの苦しみや辛さや不安を癒してくれているのだろう。

治癒は中断したままだったが、私にとって不思議な印象を残していった患者さんである。

母の死により環境の一変した例

十九歳頃発病し、統合失調症と診断された。

数ヵ所の精神科病院や診療所などで治療を受け、入・退院を繰り返した。二十八歳時、紹介されて当院を受診したが、意欲減退、幻聴、空笑、関係妄想などの症状が目立っていた。その後二十年近く母が付き添って当院外来に通院しているが、その間二、三年おきに長短さまざまな入院を計四回繰り返した。ここ数年は比較的落ち着いて、外来診療のみで保っている。

近くのクリニックからの訪問看護を週三回受け、作業所にも通っているが、発病以来経過が長く、高度の思考障害がみられ、会話は支離滅裂、病識は全くない。生活リズムも確立されていない状態である。陰性症状主体であるが、幻聴、妄想も存続している。身体的にも長年のタバコ依存症による慢性閉塞性肺疾患や中年にかかって肥満、高血圧の傾向もみられていた。

ところが、三年前に長年通院時に付き添ってきていた母親が、癌のため突然死亡した。母親の死亡により、同居していた独身の弟と二人だけの暮らしになり、環境は一変してしまった。

弟は患者さんとほとんど関わり合いがなかったので、薬は飲まなくてもいいと言ったりして、全く理解がない。患者さんは宅配弁当のほか自分で食事を作っているが、元気がなく、体重も十キロ近く減少した。作業所にも行っていないので、一日中家でゴロゴロしている。週三回訪問看護と週一回ヘルパーさんが来るが、部屋に閉じこもり、全く会わないという。体調も悪い様子である。住居地の支援センターの保健師と訪問看護師が来院し、在宅で看ていくことと月一回の当院通院のこと、必要があれば当院に入院させることなどを相談したが、弟の反対もあって計画がスムーズに行かないうちにその後消息は途絶えてしまっている。

今、健在なら三十代半ばとなる女性

大学院在学中、指導教官との感情的トラブルで頭痛、抑うつ、意欲低下し、A病院の外来を受診したが、主治医と合わず中途で治療をやめた。その後精神科クリニックに通院していたが、修士論文がうまく進まないと希死念慮を抱き、リストカット、首にひもを巻くなどの行為があったため、B病院に短期入院。以後も数ヵ所の病院やクリニックに入退院を繰り返していた。

二十八歳の頃、異性関係のもつれから感情不安定となり、立てず歩けず（失立失歩）、意思の疎通が取れなくなって、C病院に入院した。一ヵ月後に退院したが、自宅住所から遠いため当院を紹介されてきた。C病院での診断は解離性障害、情緒不安定性人格障害であった。当院受診時の症状としては、不安、億劫、不眠（昼夜逆転）、死にたい、過食、自家嘔吐、体重増加、うつ気分、外来で母親に対して泣きわめく、薬に対するしがみつきなどがみられた。本人の強い意向もあって、処方は睡眠薬四種類、抗うつ薬二種類、気分安定薬、抗精神病薬など、頓用も含めてとりあえず八種類にもなった。

その後二年近くにわたって外来治療を続けたが、病状は一進一退で膠着状態となっていたため、外来治療では無理と判断し、本人も母親も入院を希望したので当院に入院させ、別の医師が担当した。約一ヵ月入院し、躁うつ病と診断されて退院した。退院時はやや多弁、多動、消費傾向がみられたが、一ヵ月後にはうつ状態となり、多少処方の変更を行った。その後、病気の原因となった人物を訴えると言って泣き騒いだり、また「躁」だから買い物やおしゃべりがしたいと言うなど、相変わらず感情不安定な状態が続いていた。その間薬を二日分誤って服用（本人の説明）したと連絡があったが、その五日後、突然ビルから飛び降り自殺を遂げた。退院後三ヵ月目であった。

薬物療法も面接時対応も難しい患者さんであったが、治療者としてわずかな隙をつかれたような無念の思いがして、悔恨の残る症例である。

Column

ノーベル賞に輝いたジョン・ナッシュ

二〇〇二年三月、わが国でも封切られたアメリカ映画「ビューティフル・マインド」は、二十歳そこそこで天才数学者と謳われたジョン・ナッシュの伝記（シルヴィア・ナサー、塩川優訳　二〇〇二）の映画化である。ナッシュは、三十歳頃から統合失調症に罹患し、激しい幻聴、被害・追跡妄想がみられ、興奮状態となって何度も入院を繰り返し、インシュリン・ショック療法や抗精神病薬クロルプロマジンの注射を受けた。その後服薬も続けたが、一時は「プリンストン（ナッシュが教授として勤めていた大学）の幽霊」と学生たちに陰で囁かれるほどの重い病状であった。しかし、初老期を過ぎる頃から奇跡的に回復し、若い頃行った「ゲーム理論」の研究が評価され、一九九四年にノーベル経済学賞を受賞したことで、一躍有名になったのである。

伝記の中でナッシュ夫人は、「ご存じの通り、夫は長いこと病気で苦しみましたが、今は恢復《かいふく》しました。どうして恢復《かいふく》したのかは簡単には分かりません。静かな人生を送るにあたっては、それはどうでもよいことです」と述べている。しかし伝記を詳しく読むと、ナッシュの病気回復には、本人自身の持つ強靭なレジリエンスresilience（疾病抵抗力、自然治癒力）と家族、特にナッシュ夫人の献身的な愛情、そして大学の同僚たちの暖かい支えがあって、はじめて実現できたことがよく分かる。

この病気からの回復のためには、本人にとって多くの越えなければならない苦難に満ちた日々があったことも確かである。回復とは重い障害を負いながら、機能的、社会的自立を果たし、それぞれの人生を全うすること、生きることの安らぎを手にすることであるからである。統合失調症が治るということの意味は、私たち治療者、援助者にとっても限りなく重いものがあると言える。

私がこの映画に興味を持ったのは、たまたまその年（二〇〇二）の八月に横浜で開かれる世界精神医学会議を前に、「精神障害者への誤解と偏見の除去、心のバリアフリー」の全国的キャンペーン運動が展開中であったので、この運動を盛り上げるために、一般の人々に大きな影響を持つ、このような映画がタイミングよく封切られるのは、大変有難かったからである。

ちなみに、この会議のときに、従来用いられていた「精神分裂病」の呼称が「統合失調症」に正式に変更されたことを記載しておきたい。

なお、ナッシュ夫妻は二〇一五年五月、交通事故で亡くなった。ナッシュ八十六歳であった。

第7章

精神医学と共に歩んだ70年

精神神経学会との絆
精神医学の理想を求めて

精神神経学会との絆

私は平成二十四年五月二十四日、ライラックの花が美しく咲いた札幌で開催された、第一〇八回日本精神神経学会総会の折に「先達に聴く」というシリーズの中で、「精神神経学会との絆」と題する講演を行った。以下はその要旨である。

†

精神医学を志した私を育ててくれた学会との交流を振り返り、その折々の感想や自分のしてきたこと、またこれからの学会への期待などを述べてみたい。

私は慈恵医大を卒業後、昭和二十八年に東大精神科に入局した。その当時、学会の事務局は精神科の図書室の中にあった。新人の私は昭和三十年、京都での総会に初めて出席したが、このときには所属していた教室の内村祐之教授が「脱髄疾患」の講演をされることになっていたので、私は重いガラス板のスライドを木箱に入れ、風呂敷に包んでお伴をしたのを覚えている。

しかし、最も印象に残っているのは、昭和三十二年札幌での総会である。ここで北大の諏訪望、阪大の佐野勇両先生が宿題報告「精神疾患の薬物療法」の講演を行ったが、これはわが国の精神科薬物療法の幕開けを告げる重要な報告で、私は大変感動した。私が精神薬理—薬物療法を自分の生涯のテーマとして歩む一つのきっかけになったといってよい（またこの総会は私の新婚旅行を兼ねた出席だったので、一層思い出深いものと

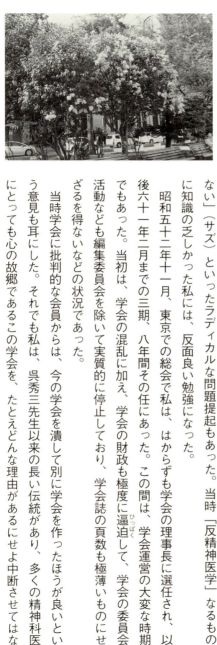

札幌
ライラックの花

なった）。

昭和四十年、米国留学から帰るとまもなく、全国規模の大学改革運動が始まり、その動きは精神神経学会にも波及した。学会はそのあり方を巡って混乱した。この紛争は長く続き、学会としての機能が麻痺していた。こうした中で、昭和五十年の総会の会長に、突然、自治医大の宮本忠雄先生と私とが指名を受けた。両人とも逡巡《しゅんじゅん》していたが、恩師の島薗安雄先生から「お二人でやりなさい」と諭され、私は副会長を務めることになった。この総会では一九六〇―七〇年代に流行した反精神医学運動の旗頭である米国のサズ、フランスのクーパー両氏を招いて、「精神分裂病とは何か」というシンポジウムを行った。「精神分裂病は存在しない。それは精神医学の神聖なる象徴にすぎない」（サズ）といったラディカルな問題提起もあった。当時「反精神医学」なるものに知識の乏しかった私には、反面良い勉強になった。

昭和五十二年十一月、東京での総会で私は、はからずも学会の理事長に選任され、以後六十一年二月までの三期、八年間その任にあった。この間は、学会運営の大変な時期でもあった。当初は、学会の混乱に加え、学会の財政も極度に逼迫《ひっぱく》して、学会の委員会活動なども編集委員会を除いて実質的に停止しており、学会誌の頁数も極薄いものにせざるを得ないなどの状況であった。

当時学会に批判的な会員からは、今の学会を潰して別に学会を作ったほうが良いという意見も耳にした。それでも私は、呉秀三先生以来の長い伝統があり、多くの精神科医にとっても心の故郷であるこの学会を、たとえどんな理由があるにせよ中断させてはな

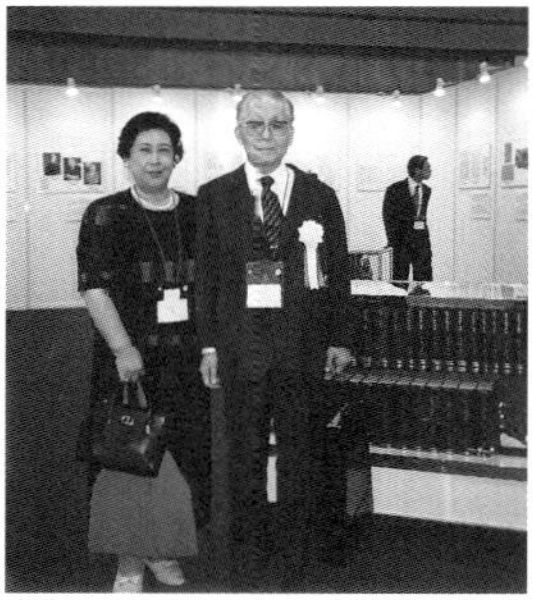
日本精神神経学会
創立百周年記念展示

らない、という一念で動いていたように思う。

理事長を退任したあと、昭和六十二年五月に第八十三回総会の会長を務めたが、その頃には学会もようやく落ち着きを取り戻しつつあった。この六十二年という年は、わが国の「精神衛生法」が「精神保健法」に生まれ変わった年で、その春には新法の国会上程を間近に控え、総会にも緊迫した雰囲気が漂っていた。また今日の学会専門医制度の検討がようやく具体的視野に入ってきた時期でもあった。総会の特別講演として、F・バザリアとともに一九七〇年代イタリアにおける精神医療改革の実践に参加した、トリノのA・ピレラ氏を招待し、その経験からイタリアにおける精神医療改革の歴史と現状について講演していただいた。ときあたかもわが国の精神医療が直面している課題でもあり、興味深い内容であった。

その後しばらく学会の活動から遠ざかっていたが、平成十四年、精神神経学会が創立百周年を迎えるにあたり、記念行事の委員長を仰せ遣った。この年の八月に、記念講演、記念シンポジウム、記念展示などを行ったが、これら一連の行事を、私は学会の過去、現在、そしてなによりも未来に思いを馳せるものとして企画した。学会百年の歩みは二十世紀そのものとほとんど重なっている。二十一世紀初頭にあたって、私たち学会員がまず問われているのは何かを考えてみる必要があると思ったからである。

大学を離れて十年余り経ち、私も七十七歳になっていたが、この百年行事への参加は、私自身にとって改めて学会の歴史を深く知る機会となり、極めて貴重な経験となった。またその歴史の中で、学会との間に持った絆をもう一度確かめることができたのは幸いなことであったと思っている。

精神医学の理想を求めて

精神科医（臨床家、研究者）を志して七〇年の間、ずっと見続けてきたものをここでもう一度見直してみて、自分の歩んできた軌跡と精神医学、精神疾患の時代的流れから得たものを述べてみたい。

私は慈恵医大の予科の頃からあの天才ニイチェの罹った精神病などにも影響を受けて、精神医学への漠然とした憧憬を持っていたが、その後インターンのときに回った東大精神科で行われている脳の研究について興味を持ち、勧誘されるまま精神科に入局したという経緯がある。たまたま配属された研究室がてんかんグループの部屋であったので、てんかんの臨床と研究をやることになった。当時、先輩の先生から生化学的方法のデータは変わりやすく、後で数字がくつがえされやすいが、生理学的方法でみるデータは変わらないと言われ、脳波のような視覚的に形でとらえられるものは再現性が高く確実な方法だと思い、研究テーマに脳波を選んだのである。

私は研究の始めに、てんかんの診療を通して様々な発作型と脳機能の働きを知ることができ、それが脳波研究の原動力ともなって、他の脳疾患、精神疾患理解への一助となった。私には神経病理－脳病理組織学的研究への興味もあったが、インターン後半に

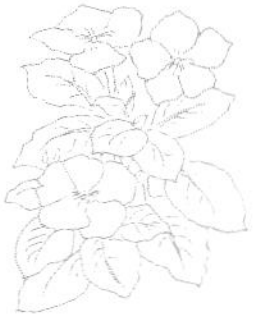

肺結核に罹患して一年間休養した経験があり、脳の切片を固定するホルマリンやアルコールなどの吸引は肺に良くないと言われて断念したという一面もあった。

いずれにしても精神科医として成長しようとする時に、東大から東邦大の時代にかけて脳の機能的、器質的疾患をしっかりとみておいたことは、精神疾患全般をみる目を養う点で大変良かったと思っている。

東邦大学時代にはてんかん－脳波の研究と並行して、当時ようやく精神科薬物療法の時代が訪れ、薬物によって種々の精神疾患の治療や研究が可能となった。私はこの流れの中で特にうつ病（躁うつ病）の薬物療法に興味を持ち、外来、入院の数多くのうつ病の患者さんに、三環系および第二世代といわれる時期の抗うつ薬を使用して治療にあたったが、これはうつ病の理解にとって大きな経験となった。その頃、薬物療法を通して疾患の理解をめざす薬物精神医学という概念も提唱されていた。器質性、内因性、心因性といったうつ病の理解は、その後のうつ病圏疾患の診断と治療のための基盤となったように思う。また難治性うつ病へのアプローチは、うつ病という疾患を通して、精神疾患全般に対する治療のあり方を考えるうえで参考になった。

さらにうつ病の診療と研究は、慈恵時代に一層発展させることができた。しかし、この時期はまだ、その後にみられるようになった「現代型」うつ病は問題にならず、薬物もＳＳＲＩ（選択的セロトニン再取り込み阻害薬）の時代に入り始めた頃だったので、多くはメランコリー親和型うつ病の範囲内での経験が多かった。しかし、この間に積み上げた基本的スタンスは現在も生きている。いまでも、三環系抗うつ薬、メランコリー型内因性うつ病を背景として、新しいうつ病の物語が語られる状況にはそれほど変わりがないようにみえる。

†

大学を離れて、二十数年経った現在、再び若い頃から宿題と思っていた統合失調症の患者さんとの付き合いが始まった。てんかん、躁うつ病を経由して、ようやく最後の疾患にたどり着いたという思いがある。精神医学の中でも最大の謎であったこの疾患は、近年急速にそのベールをはがされつつあるが、今後どんなふうにこの疾患へのアプローチが展開されるのか。これにはまた、統合失調症は果たして同一の疾患なのかという疑問も絶えずつきまとう。疾患の輪郭が少しずつぼやけてきているようにも思われるが、かつて精神科医に心の深淵を垣間見せ、畏敬の念さえ持たせたこの疾患の本態は何なのか。今日、「精神分裂病」から「統合失調症」となった患者さんはもう普通の人のようにもみえてくる。果たして、私の出会った患者さんたちはこの十年先、二十年先にどのような「生」を営んでいてくれるのだろうか。

最近の多くの研究が示しているように、統合失調症は神経生物学的な過程であるとの認識が進んでいるが、それとともに米国の精神科医H・S・サリヴァンが示したように、統合失調症とはなによりも人間的過程（Schizophrenia as a human process）であることを、心に深くきざまなければならないと思う。この疾患を原点に戻って、もう一度考える機会を得たことは、私にとって、これからも新たな宿題を育む楽しみを得られたという感じが深い。

振り返って、ここ十年、二十年の世界の動きをみると、恐ろしいほどの歴史の流転を感じさせる。現実は私たちの予想を遥かに超えるものとなっているが、精神医学の世界でも同じようなことが起こらないという保証はない。最近のめまぐるしい脳科学の進歩を考えると、私たちの想像もしなかった事態が起こるかもしれないと思う。精神医学が二十世紀に完成したこと、そして二十一世紀に向けて約束したことは何であるのか。これからも私は精神医学の理想を求め、患者さんたちと歩んだ道を辿りながら、あらたな夢を追い続けていきたいと思っている。

あとがき

私は三年前（平成二十五年）に、無事米寿を迎えることができました。その折、お祝いをして下さった大学や関連病院の皆様へのご挨拶として、精神科医として自分の歩んできた足跡を、少しばかりお話させていただく機会がありました。

そのことがきっかけになって、自分の青春時代のことや、米国留学の日々、学会出席をかねた外国旅行の思い出、ご指導いただいた恩師のこと、そして患者さんとの交流の一コマなど、その折々に書いてきたものをまとめて一冊の本に仕上げてみることにしました。内容はエッセイ風にまとめたので、とくに学問的なものではありませんが、やや堅苦しい所もあるかと思います。

留学日記や外国の旅などは、その時々の印象や事件の描写が主なものなので、気持ちの上でも割合自然に書けましたが、「昭和の記憶」や「勉学と診療の軌跡」などは自分の出自であり、自分自身が試されているようで、客観性を持たせるのに苦労しました。

なお、「私の患者さんたち」は、現在も流れている時間の中のこと

なので、いずれまた、あらためて書く機会もあるかと思っています（なお、本書に引用した症例については、個人が特定できないように十分配慮したつもりです）。

振り返ってみますと、幸い私は比較的健康に恵まれましたので、あまり自分の年齢を意識することなく過ごしてきましたが、ここ数年ほどは生活環境の大きな変化もあって、急に日常生活の中で様々な老化現象を実感するようになりました。過ぎ去った若い日がひとしお懐かしく思われてきます。しかし、人は暦の上の年齢ではなく、「理想を失ったときにはじめて老いる」という米国の詩人の言葉にもあるように、私も重ねてきた自分の年齢を大切にしながら、これからも夢を追っていける人生でありたいと願っています。

〝If you can dream it, you can do it.〟 Walt Disney

終わりに、拙い原稿にも拘らず、出版に至るまで多大なご尽力をいただいた医学出版社の七海英子様、深田伸子様はじめ、貴重なご意見をいただいたスタッフの皆様に、心から厚くお礼を申し上げます。

平成二十八年三月吉日

春を待つ　横浜の自宅にて

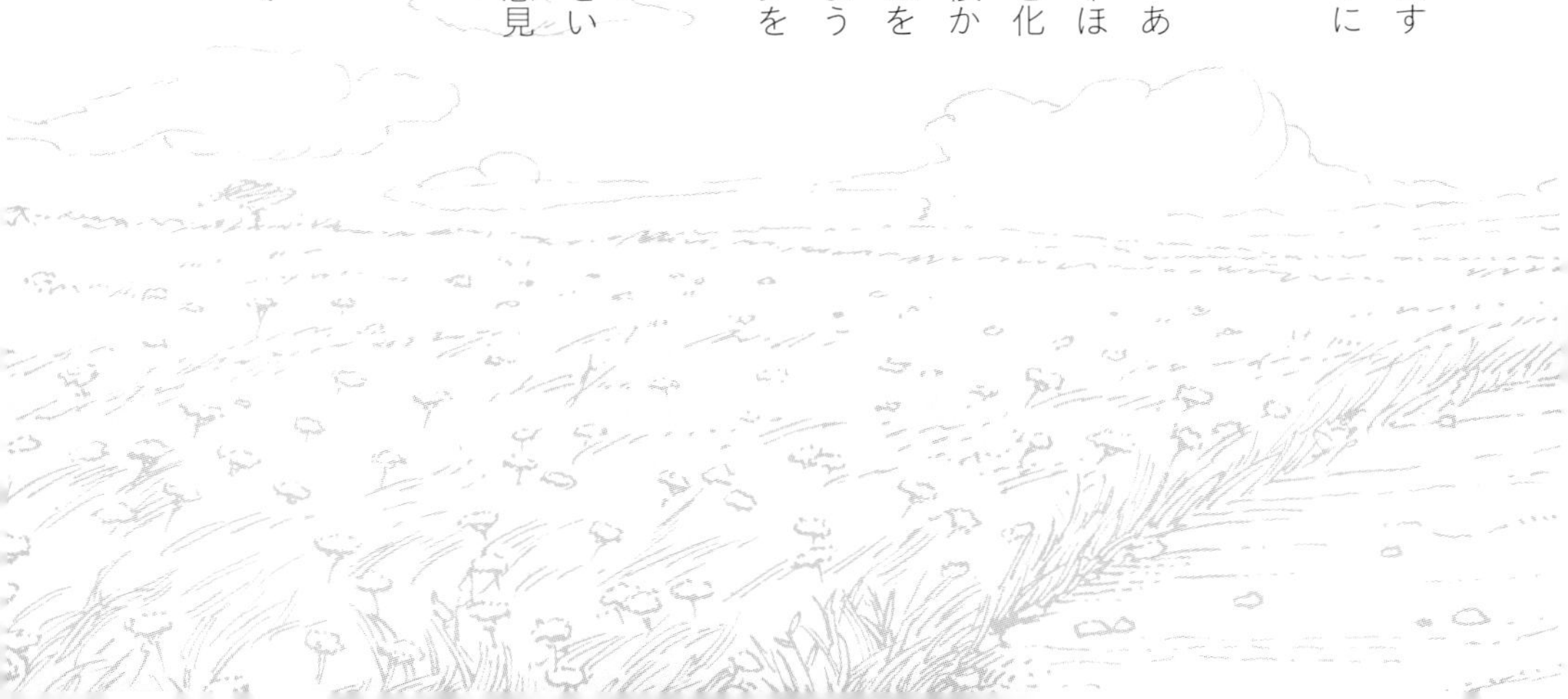

著者紹介

森《もり》　温理《あつよし》

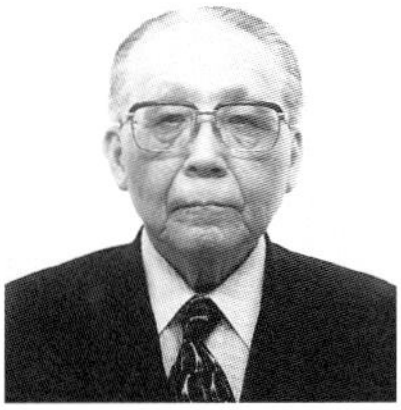

大正 14 年　群馬県生まれ
昭和 26 年　東京慈恵会医科大学卒業
昭和 28 年　東京大学医学部精神医学教室研究生
昭和 32 年　東邦大学医学部助教授
昭和 38 年　米国ベイラー医科大学留学
昭和 47 年　東邦大学医学部教授
昭和 54 年　東京慈恵会医科大学教授
平成　3 年　同大学を定年退職後、客員教授
専攻は精神医学

日本精神神経学会会長および理事長、日本神経精神薬理学会理事長などを経て、現在、日本森田療法学会理事。
世界精神医学会（WPA）・日本睡眠学会・日本神経精神薬理学会各名誉会員、日本心身医学会功労会員、日本老年精神医学会特別会員など。

著書：『てんかん』、『精神医学テキスト』、『第三世代の抗うつ薬』、『やさしい向精神薬の使い方』、『脳と心をみる』、『こころの健康と精神保健』など。

追い続ける夢　私の精神医学回想記

2016 年 6 月 10 日　初版発行

著　者　森　温理
発行者　七海　英子
発行所　株式会社 医学出版社
〒 113-0033　東京都文京区本郷 3-16-6-802
TEL.03-3812-5997　FAX.03-3868-2430
印刷・製本　株式会社 アイワード
ISBN978-4-87055-136-7 C3023 ¥1500E